Christian Schacht

Pferdekrankheiten

Vorbeugen, erkennen und richtig handeln

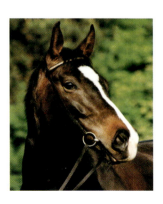

KOSMOS

Vorbeugen gegen Krankheiten

Vorbeugen gegen Krankheiten	5
Wie halte ich mein Pferd gesund	6
Naturnahe Pferdehaltung	6
Fütterung und Unterbringung	8
Kennzeichen eines kranken Pferdes	10
Die Ankaufsuntersuchung	12
Wie entstehen Krankheiten?	15
Gesundheitsparameter: Die PAT-Werte	17
Die Stallapotheke	20
Medikamente richtig verabreichen	22
Impfung und Wurmkur	27
Das kranke Pferd	31
Krankheiten erkennen und behandeln	32
Der Bewegungsapparat	32
Verletzungen der Gliedmaße	34
Veränderungen am Huf	38
Prophylaxe: Die Hufpflege	46
Ursachen von Lahmheiten	48
Der Verdauungsapparat	66
Parasitenbefall	79
Schlauch- und Stutenreinigung	81

Zahnprobleme	84
Die Atemwege	86
Hustenerkrankungen	90
Hautveränderungen	98
Allergische Reaktionen	102
Druse	104
Satteldruck	105
Scheuerstellen	106
Piephacken	107
Pilzerkrankungen	108
Mauke	109
Erste Hilfe bei Verletzungen	110
Augenerkrankungen	116
Verhaltensauffälligkeiten	117
Die Gewährsmängel	120

Serviceteil 122

Kleines Lexikon	122
Nützliche Adressen	124
Zum Weiterlesen	125
Register	127

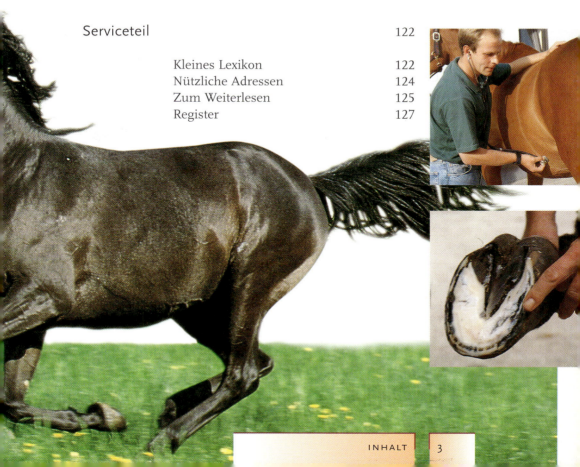

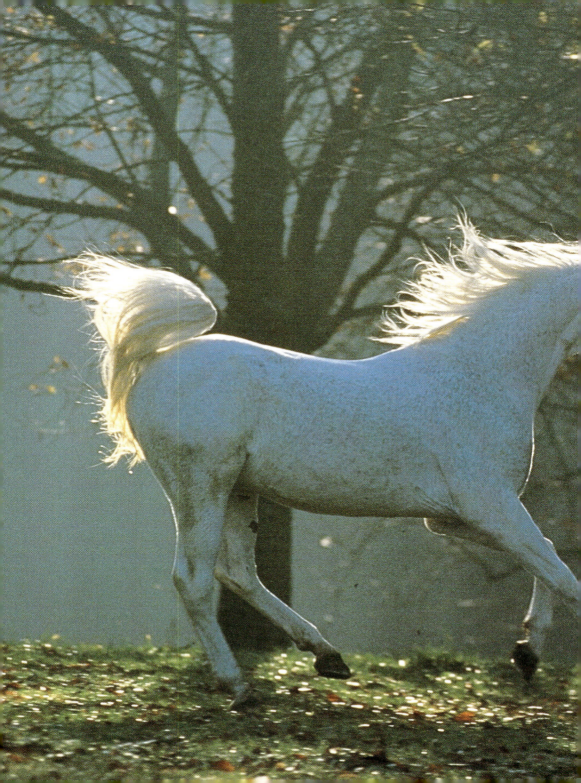

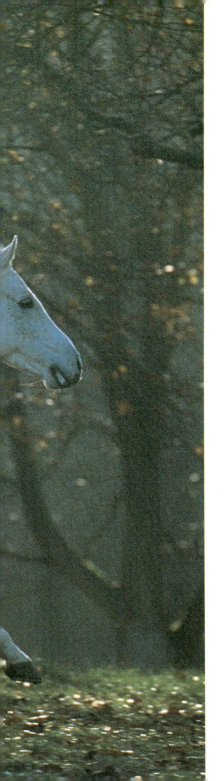

Vorbeugen
gegen Krankheiten

Vorbeugen ist besser als heilen – so sagt der Volksmund. Diese Weisheit gilt natürlich auch für das Pferd. Genau wie Unfälle nur selten Zufall sind, sind auch Erkrankungen häufig vorhersehbar. Gerade im Umgang mit den Heimtieren, zu denen ich auch das Pferd in der privaten Pferdehaltung zähle, wird vieles dem Tier aus falsch verstandener Tierliebe angetan. Nur wer um die physiologischen und psychischen Bedürfnisse des Pferdes weiß, der wird es auch art- und wesensgerecht halten können.

Ich möchte Ihnen das Wissen an die Hand geben, mit dem Sie Unfälle vermeiden und den typischen Pferdekrankheiten vorbeugen können. Häufig sind es Kleinigkeiten oder leicht veränderbare Dinge, die von großem Nutzen sind und die sich schnell verinnerlichen lassen.

Leiden und Schmerzen von einem Pferd abwenden zu können, ist nicht nur ein sehr beruhigendes Gefühl für jemanden, der sich der Verantwortung für sein Pferd bewußt ist: Es ist auch das, was in erster Linie unter dem Begriff Horsemanship zu verstehen ist.

Wie halte ich mein Pferd gesund?

8 ▶ Fütterung
9 ▶ Haltung
10 ▶ Krankheitsanzeichen
12 ▶ Ankaufsuntersuchung
20 ▶ Stallapotheke
22 ▶ Medikamente

▶ Naturnahe Pferdehaltung

Pferde sind von Natur aus Herdentiere, Lauftiere und Dauerfresser. Noch bis vor wenigen Jahrzehnten wurden sie in nahezu natürlicher Umgebung gehalten. Sie hatten täglich bis zu acht Stunden Arbeit und wurden anschließend auf die Weide gelassen. Ihr Futter bestand aus Getreide und Rauhfutter. Heu wurde nur im Winter gefüttert, sonst hatten sie die Möglichkeit, auf der Weide zu grasen. Und heute? Die Bewegung liegt bei durchschnittlich einer Stunde täglicher leichter Arbeit. Doch das Futter beinhaltet den Energiegehalt für ein Hochleistungspferd. Das Pferd bleibt trotzdem ein Tier

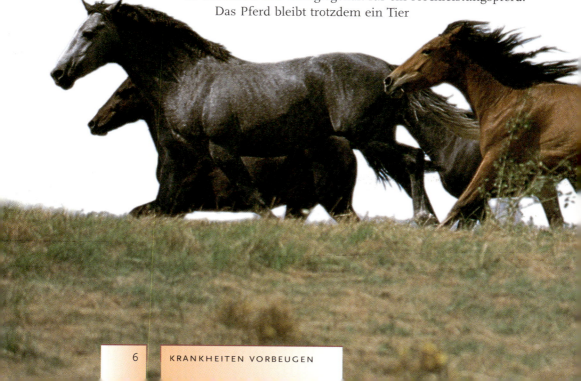

KRANKHEITEN VORBEUGEN

mit seinen natürlichen Bedürfnissen wie z. B. der Pflege; es soll auch seine Belohnungen erhalten. Ein gesunder Huf muß nicht jeden Tag gefettet werden, der Schweif bedarf nicht der täglichen Shampoonierung mit duftenden Inhaltsstoffen, und das Leckerli sollte auch kein Ersatz für die volle Mahlzeit sein. Wer die Pflege seines Pferdes aus dessen Sicht sieht, hat schon sehr viel getan.

Es gibt vier große Krankheitskomplexe, die bei bedachtem Umgang mit dem Pferd zwar in ihrem Auftreten nicht ausgeschlossen werden können, aber deren Ursachen verringert werden. Dies sind Erkrankungen am Bewegungsapparat, Lungenprobleme, Verdauungsschwierigkeiten, Allergien und Hautveränderungen. Viele können vermieden werden, wenn die Pferde artgerecht gehalten und behandelt werden. Dieses verspricht nicht nur lange Freude mit dem Kameraden Pferd, sondern spart auch unnötige Tierarztkosten. Viele Leiden und Erkrankungen entstehen aus Unwissenheit, deshalb ist es sehr wichtig, daß der potentielle Pferdekäufer sich vor dem Pferdekauf ein profundes Wissen um die Bedürfnisse der geliebten Vierbeiner aneignet. Der häufige Aufenthalt in verschiedenen Ställen macht zum einen viel Spaß und läßt zum anderen vieles eindrucksvoll erlernen. Sehr lehrreich ist, mit einem Tierarzt über Land zu fahren, man unterliegt zwar der tierärztlichen Schweigepflicht, aber sieht viele Verletzungen und Krankheiten, die hätten verhindert werden können.

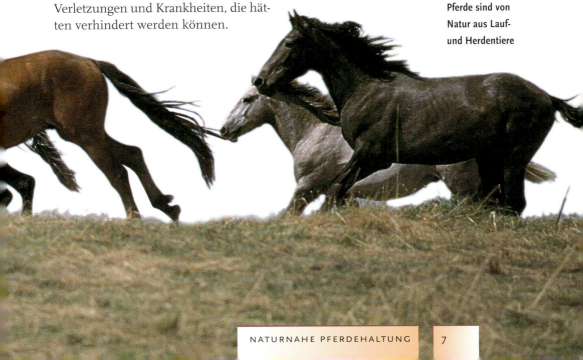

Pferde sind von Natur aus Lauf- und Herdentiere

NATURNAHE PFERDEHALTUNG

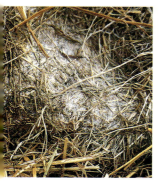

Schimmel, eine Gefahr für Lunge und Verdauungsapparat

▶ Fütterung und Unterbringung

Gerade im Bereich der Fütterung und der Haltung liegen die Ursachen für viele Pferdeerkrankungen. Eigentlich ist das Pferd ein Dauerfresser aus der Steppe, dementsprechend sind auch die Verdauungsorgane auf das sehr energiearme und rohfaserreiche Steppengras angelegt. Das Pferd kann also ständig fressen. In unseren Reitställen bekommt es heute Heu und Stroh als Ersatz dafür. Einige Ställe füttern Anwelksilage, sozusagen »vorverdautes« Heu, das dem Pferd die Nährstoffaufnahme erleichtern soll. Zusätzlich gibt es Hafer oder anderes Getreide und pelletiertes Ergänzungsfutter mit Mineralstoffen. Diese Ergänzungen bieten einen hohen Energie- und Eiweißgehalt, regen den Darm aber wenig zur Tätigkeit an. Zur Belohnung und zur

> ### ▶ Achtung: Vergiftungen
>
> Für Pferde sind folgende Pflanzen giftig, teilweise sogar tödlich:
> - ▶ Sumpfschachtelhalm und Farne: Gleichgewichtsstörungen (Taumelkrankheit), Koma, Tod, Behandlung möglich
> - ▶ Kreuzkraut: Leberschaden bei Aufnahme großer Mengen, Orientierungslosigkeit, Ataxie, Tod. Bei erfolgtem Leberschaden keine Rettung möglich
> - ▶ Herbstzeitlose: Kolik, blutige Durchfälle, Schock, Tod. Keine Rettung möglich
> - ▶ Weiße Robinie: Krampfkoliken, Schweißausbrüche, Hufrehe. Heilung möglich
> - ▶ Eibe: 100-200 g reichen, um ein Pferd binnen einer Stunde zu töten. Rettung nur durch sofortige Magenspülung. Der Tod tritt durch die Lähmung des Atemzentrums ein.
> - ▶ Lebensbaum: Magen-Darm-Probleme, Heilung möglich
> - ▶ Gemeiner Buchsbaum: Tödliche Dosis sind 750 g Blätter. Rettung nur durch sofortige Magenspülung
> - ▶ Gemeiner Goldregen: Krämpfe, Tod durch Atemlähmung, Magenspülung kann das Pferd retten
> - ▶ Gemeiner Stechapfel: Krämpfe, Kreislaufversagen. Therapie möglich
> - ▶ Schwarze Tollkirsche: Tobsuchtsanfälle, Krämpfe, Kreislaufversagen. Therapie möglich

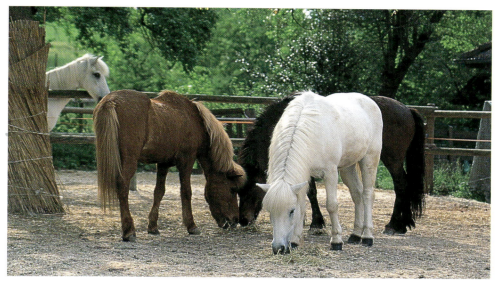

Sozialkontakt, Auslauf und frische Luft

Ergänzung der Nahrung geben wir Saftfutter wie Möhren oder Äpfel. Leckerlis und Zucker sollten nur in geringem Maße verfüttert werden, da sie den Zähnen schaden und häufig sehr energiereich sind.

Die Haltung in der Box ist für ein Bewegungstier ungewöhnlich. Die Box sollte daher mindestens drei mal drei Meter groß und dabei hell und luftig, aber nicht zugig sein. Ganz besonders wichtig ist der Kontakt zu den Stallgefährten. Die Stalltemperatur sollte, abgesehen von Extremtemperaturen, der Außentemperatur entsprechen. Die Einstreu der Box muß sauber, trocken, möglichst staubfrei und frei von Schimmelpilzen sein. Beim Einstreuen der Box ist es ratsam, den Ballen nach dem Öffnen nur auf die Erde zu legen. Das Pferd verteilt ihn selbst gleichmäßig in der Box, und es wird nicht so viel Staub aufgewirbelt. Dies gilt auch, wenn die Box leer ist, denn der Staub beeinträchtigt auch die Gesundheit des Pferdes in der Nachbarbox. Besser sind Außenboxen oder Boxen mit angebautem Auslauf. Sie bieten dem Pferd eine gute Atemluft, und es kann den ganzen Tag hinausschauen. Nimmt man ihnen diese Möglichkeit, stumpfen sie ab oder entwickeln sogenannte Stereotypien. Im Sommer ist die gesündeste Haltung der Aufenthalt auf der Weide.

FÜTTERUNG

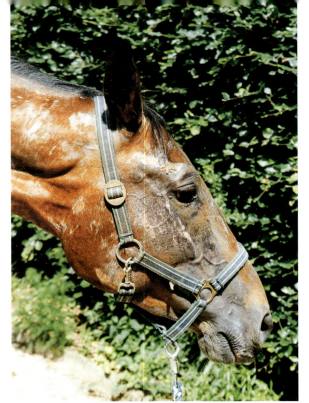

Nicht nur die Haut, auch das Auge verrät die Krankheit

▶ **Kennzeichen eines kranken Pferdes**

Ein krankes Pferd ist wohl mit das Schlimmste, was einem Reiter passieren kann. Nicht, daß jetzt ein Turnierstart oder ähnliches verloren geht, sondern daß dem Kameraden Pferd etwas fehlt. Zu wissen, daß dem Pferd etwas fehlt, setzt eine gute Beobachtungsgabe und ein genaues Kennen von Ausdruck und Gewohnheiten des Pferdes voraus. Nur wer weiß, wie sein Pferd gesund aussieht und wie es sich im gesunden Zustand verhält, der wird auch erkennen, daß irgend etwas nicht in Ordnung ist.

Am einfachsten ist es bei ausgeprägten Lahmheiten, wenn das Pferd auf drei Beinen steht und sich kaum noch bewegen mag. Ähnlich einfach ist es, wenn das Pferd nicht frißt. Aber Achtung! Die Möhre oder das Leckerli nehmen sie trotz aller Schmerzen gern. Schwieriger wird es schon, das allgemeine Unwohlsein des Pferdes zu erkennen. Dieses kann sich darin äußern, daß es einem nicht entgegenwiehert, doch vielleicht beschäftigt es sich auch nur im Moment mit etwas anderem. Erkennbar wäre es auch am stumpfen Fell, oder es hat jemand das Pferd nur nicht geputzt. Möglich wäre es auch, eine Krankheit an einer gewissen Mattigkeit festzustellen, aber vielleicht ist das Pferd ja heute schon gegangen oder hat von gestern Muskelkater. Viele dieser Punkte sind subjektiv und können nur von einer Person, die absolut mit dem Pferd vertraut ist, gedeutet werden. Bei aller Unsicherheit ist es besser, davon auszugehen, daß ihm etwas fehlt, als zu sagen, »das wird schon nichts sein«. Generelle Krankheitsanzeichen sind: Mattigkeit, Desinteresse, Futterverweigerung, trüber Gesichtsausdruck mit hochgezogenen Nüstern, Unruhe, stumpfes Fell. Sicher gibt es noch weitere Anzeichen, aber die weisen schon auf

KRANKHEITEN VORBEUGEN

eine bestimmte Erkrankung hin. Es müssen auch nicht immer Anzeichen sein, die direkt am Pferd zu sehen sind, manchmal befinden sie sich auch in seinem Umfeld. Heute bezeichnen wir dies als ganzheitliche Medizin. Es besagt jedoch nichts anderes, als daß auch die Box, der Futtertrog, die Einstreu und die Tränke Auskunft über ein bestehendes Unwohlsein des Pferdes geben können. Mängel kann ein aufmerksamer Beobachter leicht erkennen und beheben.

Schwieriger ist es, wenn sich das Pferd ohne ersichtlichen Grund unwohl fühlt. Ein Pferd muß nicht immer gleich krank sein, aber es bedarf dem Interesse für sein Unwohlsein, denn aus diesem kann sich leicht eine Erkrankung entwickeln. Dem unerfahrenen Reiter wird in diesem Fall immer gern ein erfahrener zur Seite stehen. Die Frage: »Kannst Du mal bitte gucken, ich glaube mit meinem Pferd ist irgend etwas nicht in Ordnung«, dient dem Wohlergehen des Tieres und darf deshalb niemandem peinlich sein. Im Gegenteil, es ist sogar wichtig, daß auch die kleinen Wehwehchen des Pferdes ihre Beachtung finden. Dieses Verhalten macht die Verantwortung gegenüber der Kreatur aus. Nur wer das Wohlergehen seines Pferdes über alles andere stellt, wird dem Begriff »Horsemanship« gerecht.

Anzeichen für eine Krankheit

- Verändertes Verhalten: Unruhe, Scharren, Wälzen, Teilnahmslosigkeit, Futterverweigerung
- Haarkleid: stumpf, aufgestellte Haare, Pusteln
- Nüstern: Nasenausfluß
- Augen: Tränenfluß, trüber Blick, Trübungen der Hornhaut, Schwellung des Auges
- Ohren: Widerstand beim Auftrensen oder Aufhalftern
- Zähne: Probleme beim Reiten, Abmagerung, viele unverdaute Körner im Kot
- Hals: Abwehrreaktionen (Steigen), wenn die Beizäumung erzwungen wird, Schiefhalten
- Rücken: Lahmheit, Abwehrbewegung beim Satteln
- Beine: Schwellungen, erhöhte Wärme, Verletzungen
- Fieber: 38 °C und höher, ungewöhnliches Schwitzen

▶ Die Ankaufsuntersuchung

Alles entspricht dem Wunschpferd, und nun stellt sich die bange Frage, ob es auch gesund ist. Die Ankaufsuntersuchung durchzuführen, ist in jedem Fall ratsam, denn jedes Pferd kann Mängel aufweisen, die, so hart das auch klingt, bis hin zur Unbrauchbarkeit führen können. Bei der Tierarztwahl ist es wichtig, daß zwischen Tierarzt und Käufer ein Vertrauensverhältnis besteht. Schließlich bezahlt der Käufer auch den Tierarzt.

Wichtig ist, daß das Pferd vorher nicht bewegt wurde, denn dies würde mehrere Werte beeinflussen. Der Tierarzt stellt als erstes die Identität des Pferdes fest, denn er muß sich sicher sein, daß das Pferd, welches er untersucht, auch das richtige ist. Bei dieser ersten Betrachtung verschafft er sich ein Bild über den Habitus. Das bedeutet, subjektiv zu beurteilen, welchen Eindruck das Pferd macht. Wirkt es müde, matt, oder ist es wach und an seiner Umwelt interessiert? Wenn es z. B. sehr nervös ist, hat das Auswirkungen auf die Anzahl der Herzschläge pro Minute.

▶ Wichtig: Rechtliches der Ankaufsuntersuchung

▶ Der potentielle Käufer bezahlt, auch wenn das Pferd nicht gekauft wird.

▶ Der Tierarzt erstellt ein Gutachten über das Pferd.

▶ Einschränkend schreibt der Tierarzt: »Das Pferd ist zum Zeitpunkt der Untersuchung ...«, das bedeutet, daß das Pferd später lahmen kann, ohne daß der Tierarzt eine Falschaussage gemacht hat.

▶ Den Umfang der Ankaufsuntersuchung bestimmt der Käufer. Werden z. B. keine Röntgenaufnahmen gefordert, so ist der Tierarzt nicht haftbar, wenn später eine Lahmheit aufgrund einer Knochenveränderung entsteht. Wenn keine Blutuntersuchung angefordert wird, ist der Tierarzt in dem Fall, daß das Pferd gedopt wurde und deshalb lahmfrei war, ebenfalls nicht haftbar.

▶ Der Tierarzt kann nur Veränderungen und Abweichungen vom gesunden Zustand feststellen, er kann jedoch nicht mit Sicherheit eine Prognose hinsichtlich eventuell erwarteter Erfolge machen.

▶ Ob der Käufer das Pferd kauft, ist nicht die Entscheidung des Tierarztes, auch wenn immer versucht wird, dieses zu verlangen.

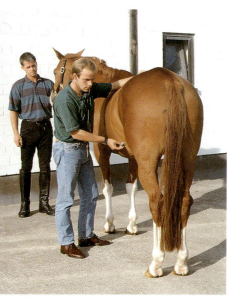

Abhorchen des Darmes

Ebenso verschafft er sich einen Eindruck über den Pflegezustand des Pferdes.

Die eigentliche Untersuchung beginnt am Kopf des Pferdes. Hier werden Augen, Ohren, Nasennebenhöhlen, Nüstern und Maul begutachtet. Bei der Untersuchung der Maulhöhle findet gleichzeitig die Altersbestimmung statt. Dieses ist besonders wichtig, wenn das Pferd keine Papiere hat. Nach kurzem Abtasten des Halses beginnt die Begutachtung des Rückens. Es interessiert hierbei die gleichmäßige Ausbildung der Muskulatur sowie die Sensibilität. Es gibt zwei Punkte an der Wirbelsäule, an denen das Pferd auf punktuellen Druck besonders reagiert. Am vorderen Punkt macht das Pferd ein »Hohlkreuz«, am hinteren Punkt wölbt sich der Rücken auf. Bei einem gesunden Rücken darf das Pferd nur an diesen beiden Punkten reagieren.

Nun beginnt die Untersuchung der Beine. Der Tierarzt tastet sie ab und drückt auf bestimmte Punkte, um festzustellen, ob etwas warm ist oder eine Schmerzreaktion ausgelöst werden kann. Bei der Untersuchung der inneren Organe wird gehorcht, ob das Herz regelmäßig schlägt, die Lunge frei ist, das Pferd unbeschwert atmen kann und der Magen-Darm-Trakt richtig arbeitet. Bei der Untersuchung in der Bewegung wird das Pferd zunächst nur geführt, um zu erkennen, ob vielleicht Lahmheiten vorliegen. Es folgen die Provokationsproben:

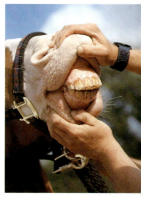

Untersuchung der Schneidezähne

1. Der Wendeschmerz: Hierbei wird das Pferd ganz eng auf einem Vorderbein gedreht und anschließend auf gerader Linie angetrabt.

2. Die Beugeproben: Der Tierarzt beugt alle Gelenke des Pferdebeins ganz extrem. Nach ca. zwei Minuten Beugen muß

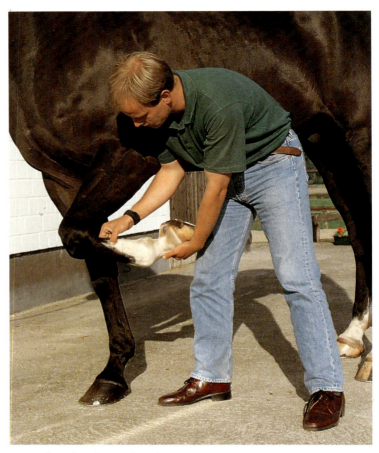

Untersuchung der Sehnen und Bänder

das Pferd dann direkt nach dem Auffußen antraben. So wird mit jedem Bein verfahren. Die ersten drei Tritte dürfen etwas lahm sein, dann muß das Pferd aber locker lostraben.

Nach den Provokationsproben folgt der Belastungstest. Das Pferd wird ausgebunden ca. 15 Minuten longiert. Hierbei hört der Tierarzt, ob das Pferd eventuell Kehlkopfpfeifer ist. Danach werden sofort Herz und Lunge abgehört. Das Pferd sollte sich in Abhängigkeit von seinem Trainingszustand beim zweiten Abhören (ca. 10 min. später) schon wieder erholt haben. Der Tierarzt faßt abschließend die Befunde zusammen und erstellt ein Gutachten.

▶ Wie entstehen Krankheiten?

Jede Abweichung vom gesunden Zustand wird als Krankheit bezeichnet. Sicherlich sind einzelne Abweichungen gravierender als andere, aber auch die kleinste Abweichung kann sich, wenn sie ignoriert wird, zu einer schwerwiegenden Krankheit entwickeln. Krankheiten können auf viele Arten entstehen. Unvermeidbar sind Alterserscheinungen. Ihr Auftreten kann nur durch schonenden Einsatz und gutes Training im Sinne von Gymnastizierung um ein paar Jahre aufgeschoben werden.

VERLETZUNGEN Sehr häufig sind Verletzungen. Sie entstehen meist durch Unachtsamkeit und könnten in der Vielzahl der Fälle durch vorausschauendes Handeln vermieden werden. Diese Verletzungen können äußerlich sein, also beispielsweise Fleischwunden oder Schnitte, sie können aber auch, und das ist sehr viel schwerwiegender, innerlich auftreten. Zu den Verletzungen gehören auch Knochenbrüche oder Verletzungen, die bei der Geburt entstehen. Verletzungen sind immer mit mechanischer Einwirkung in Verbindung zu bringen.

VIREN Weitaus schwieriger mit der Ursachenforschung, in der Medizin Äthiologie genannt, wird es bei Erkrankungen, die auf chemische Verbindungen (Vergiftungen) zurückzuführen sind oder für deren Krankheitsbild mikroskopisch kleine Organismen zuständig sind. Die schlimmsten sind dabei die Viren. Viren sind eigentlich keine Lebewesen, da sie sich nicht selbst fortpflanzen können. Um sich zu vermehren, nutzen sie die Zellen eines anderen Organismus, also z. B. von einem Pferd. Sind sie erst einmal in die Zelle eingedrungen, werden sie von dem körpereigenen Krankheitsabwehrsystem, dem sogenannten Immunsystem, nicht mehr als Feinde erkannt und deswegen auch nicht bekämpft. Sie programmieren die befallene Zelle so um, daß diese nicht ihrer ursprünglichen Aufgabe nachkommt, sondern viele Viren produziert, die dann wiederum andere Zellen befallen. Viren werden sehr leicht übertragen, deshalb sind virale Erkrankungen häufig sehr ansteckend. Auch die Therapie ist schwierig und oft langwierig, da gegen Viren keine Antibiotika eingesetzt werden können.

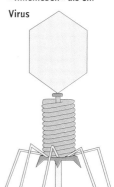

Beispiele für Virus und Bakterie: Die Bakterie besitzt ein deutlich komplizierteres »Innenleben« als ein Virus

KRANKHEITSURSACHEN

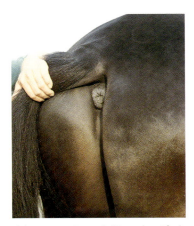 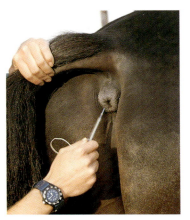 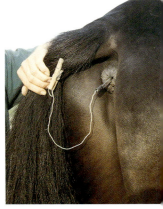

Fiebermessen: Dazu nie hinter dem Pferd stehen, während der Schweif zur Seite genommen wird

Vorsichtiges Einführen des angefeuchteten Fieberthermometers

Korrekt befestigtes Thermometer

BAKTERIEN Eine andere Gruppe von Mikroorganismen, die Krankheiten verursachen, sind die Bakterien. Diese sind etwas weiter entwickelt als die Viren, denn sie können sich selbst vermehren. Sie müssen zur Fortpflanzung nicht in die Zellen des Wirts eingreifen und können vom Körper daher auch leichter als Feind, d.h. als körperfremd, erkannt und bekämpft werden. Feigerweise greifen sie aber erst an, wenn der Körper schon geschwächt ist und sich nicht wehren kann. Dann vermehren sie sich sehr schnell. Zu ihrer Ehrenrettung muß jedoch gesagt werden, daß nicht alle Bakterien schlecht sind. Viele brauchen wir auch zum Leben, wie z. B. die Darmbakterien, die uns bei der Verdauung helfen.

PARASITEN Noch etwas weiter entwickelt sind die Parasiten. Sie können auch außerhalb eines Körpers leben und durchlaufen nur mehrere Entwicklungsstadien in ihrem Wirt. Manchmal benutzen sie für ihre Entwicklung auch zwei Tiere. Eine sehr bekannte Art (der große Leberegel) benutzt sogar drei Tiere: erst eine Schnecke, dann eine Ameise und dann ein Schaf. Zu den wichtigsten Parasiten bei den Pferden gehören die Würmer und die Dasselfliegen. Parasiten brauchen den Wirt, und deshalb wollen sie ihm eigentlich nicht schaden, aber manchmal besiedeln zu viele den gleichen Wirt, was zu Abmagerung und Stoffwechselerkrankungen führen kann.

▶ Gesundheitsparameter: Die PAT-Werte

PAT bedeutet Puls, Atmung, Temperatur: Ganz profan gesagt, ist dies beim Pferd das, was sich beim Auto unter PS-Zahl, Höchstgeschwindigkeit, Benzinverbrauch verbirgt. Es ist nichts anderes als ein Leistungs-, Trainings- und Gesundheitsparameter.

TEMPERATUR Diese ist dabei die wichtigste Größe. Sie ist bei allen Pferden gleich (37,5 °C), deshalb hat ihre Veränderung auch den höchsten Aussagewert. Natürlich unterliegt auch sie leichten Schwankungen, so kann sie bei sehr warmem Wetter und nach der Arbeit auf 38 °C ansteigen, ohne daß gleich von Fieber die Rede ist. In Verbindung mit einem sehr matten Aussehen und Futterverweigerung könnte aber die Erhöhung um diese 0,5° C schon ein Alarmsignal sein. Fieber ist aber eigentlich eine Abwehrreaktion des Körpers gegen Krankheitserreger. In der Biologie wird von der sogenannten RGT-Regel gesprochen, die besagt, daß mit zunehmender Temperatur auch die Geschwindigkeit im Ablauf von chemischen Reaktionen zunimmt.

In der Schritt-für-Schritt-Darstellung ist der Ablauf des Fiebermessens beschrieben. Fiebermessen ist beim Pferd nicht ganz ungefährlich und sollte deshalb von einer erfahrenen Person durchgeführt werden. Ganz wichtig ist, daß ein für die Veterinärmedizin geeignetes Fieberthermometer benutzt wird. Diese sind alle mit einem Bindfaden ausgestattet, so daß das Fieber-

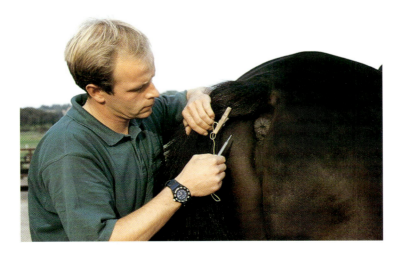

Ablesen der Temperatur

GESUNDHEITSPARAMETER | 17

thermometer nicht in den After rutschen kann. Sollte dies bei Fieberthermometern ohne Band doch einmal passieren, dann muß man sofort hinterhergreifen und es wieder herausholen. Der Darm schnürt sich zusammen und drückt damit den Kot weiter. Liegt das Fieberthermometer nun quer zum Darm und dieser zieht sich zusammen, dann kann es passieren, daß sich das Fieberthermometer durch den Darm bohrt. Solch ein Unfall kann für das Pferd ein Todesurteil sein.

Fieber äußert sich beim Pferd immer im Allgemeinbefinden. Das Fell verliert seinen Glanz, das Pferd mag nicht fressen, und ganz besonders die Augen verraten, daß irgend etwas nicht stimmt. Wenn das Fieber sehr hoch ist, kann das Pferd am Hals und in den Flanken anfangen zu schwitzen. Der Schweiß ist dann aber kalt und fühlt sich anders an, als wenn das Pferd sonst schwitzt. Fiebermessen gehört immer dazu, wenn es dem Pferd nicht gut geht. Wenn man den Tierarzt ruft, sollte man ihm gleich die Temperatur nennen. Sollte er dann im Zuge der Untersuchung noch einmal nachmessen, hat das nichts damit zu tun, daß er dem ersten Wert nicht traut, sondern er ist im Rahmen einer korrekten Untersuchung dazu verpflichtet.

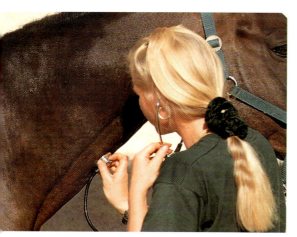

Abhören der Luftröhre

PULS Etwas schwieriger gestaltet es sich mit der Zuordnung der beiden anderen Werte. Der Puls oder vielmehr die Pulsfrequenz ist für den Reiter eigentlich uninteressant, denn sie ist kaum meßbar. Gefühlt wird der Puls an der Unterseite der Ganasche. Dort, wo die Ganasche in den Unterkiefer übergeht, befindet sich am unteren Rand eine kleine, knöcherne Einkerbung. Ungefähr zwei Zentimeter weiter nach innen oben am Unterkieferast befindet sich ein strohhalmstarkes Gebilde. Wenn man dieses leicht gegen den Unterkieferast drückt, spürt man die Pulsation. Der Puls ist also nicht so leicht zu finden. Wenn man ihn dann einmal hat, schlägt womöglich das Pferd mit dem Kopf, und die Suche geht von neuem los. Wenn der Tierarzt das Pferd untersucht, wird er sicher gerne jedem erklären, wo der Puls zu finden ist. Bei der Untersuchung zählt auch er nicht die Pulsschläge, sondern fühlt nur die Stärke des Pulsschlags. Zu bestimmen, wann ein Pulsschlag kräftig ist und wann nicht, erfordert jedoch lange Übung und Erfahrung.

Interessanter und meßbarer in der Frequenz ist das Herz. Hierzu wird jedoch ein Stethoskop benötigt. Eine bestimmte Pulsfrequenz als die gesunde zu nennen, ist sehr gefährlich und irreführend. Man kann sich sicher vorstellen, daß die Pulsfrequenz eines Shetlandponys im Sommer bei großer Hitze bedeutend höher sein wird als die eines Kaltblüters im angenehmen Schatten. Außerdem ist die Pulsfrequenz nicht nur von dem Trainingszustand des Pferdes anhängig, sondern auch von seinem Nervenkostüm. Es muß sich nur etwas aufregen, und schon geht der Puls in die Höhe. Eine Zahl festzulegen, stiftet nur Verwirrung und würde zu Fehldiagnosen führen.

ATMUNG Ähnlich ist es mit der Atemfrequenz des Pferdes. Auch sie hängt in erster Linie vom Trainingszustand des Pferdes ab. Aber auch die Ernährung und die Größe des Pferdes spielen eine Rolle. So wird unser eben angesprochenes Shetti im Sommer mit Sicherheit eine bei weitem höhere Atemfrequenz haben als ein durchtrainiertes Vielseitigkeitspferd, und trotzdem sind beide gesund. Etwas ist bei der Atmung jedoch einfacher: Die Meßbarkeit. Wer seitlich zum Pferd steht, kann das Heben und Senken der Flanken erkennen und mitzählen. So sollte sich jeder von seinem Pferd ein Bild verschaffen, wann es normal und wann es nicht normal atmet. Es läßt sich so auch leicht der Trainingszustand feststellen, denn je besser das Training ist, um so schneller beruhigt sich die Atmung nach der Belastung wieder.

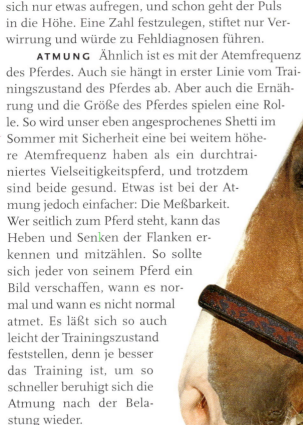

Puls fühlen

GESUNDHEITSPARAMETER | 19

TIP

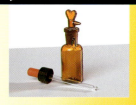

Bach-Blütentherapie

Die Notfalltropfen (Rescue) sind die ideale Ergänzung Ihrer Stallapotheke: Diese Mischung aus fünf Blüten hat das Ziel, Angst und Panik, Apathie und Anspannung, Schockzustände und seelische Blockaden des Pferdes zu dämpfen. Man gibt 5 Tropfen auf etwas trockenem Brot, Würfelzucker oder direkt mit einer Einwegspritze in das Maul. Diese Maßnahme wiederholt man alle zehn Minuten, bis Besserung eintritt.

Die Stallapotheke

Das wichtigste in der Stallapotheke ist ein Büchlein mit sämtlichen Telefonnummern der Tierärzte, die auf einem Reitbetrieb tätig sind. Das sollte in diesem Telefonbuch stehen: Pferdename, Besitzer mit Telefon, Tierarzt mit Telefon. So ist im Falle einer Erkrankung gewährleistet, daß der »richtige« Tierarzt das Pferd behandelt. Betrachtet man einmal die Stallapotheken in den Reitställen, dann sind diese entweder gähnend leer oder übervoll mit alten Medikamenten. Die Erfahrung zeigt jedoch, daß sich die dort befindlichen weißen Bandagen hervorragend für das Musikreiten eignen und die Sicherheitsnadeln und das Klebeband auch ihre Verwendung im täglichen Stallbetrieb, aber eben nicht bei der Versorgung eines Pferdes, finden. Eine Person des Stalles sollte daher beauftragt werden, für den ordnungsgemäßen Zustand und den vollständigen Inhalt der Apotheke zu sorgen. Dazu gehört ebenso, darauf zu achten, daß die Haltbarkeitsdaten der einzelnen Medikamente nicht überschritten werden. Besonders sinnvoll ist es, mit dem Tierarzt gemeinsam die Stallapotheke einzurichten, da er weiß, was in die Apotheke sinnvollerweise gehört und beispielsweise bei der Wundversorgung auf jeden Fall da sein sollte. So tauscht er vielleicht einmal ein Medikament aus, dessen Haltbarkeitsdatum kurz vor dem Ende ist, oder nutzt dieses für die Behandlung eines der Pferde im Stall, statt ein ganz neues aus

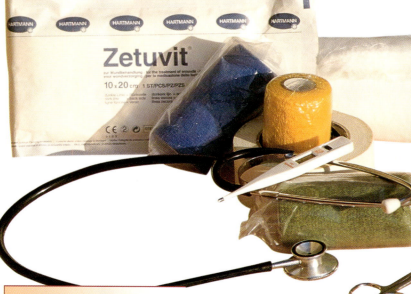

Verbandsmaterial, Thermometer und Stethoskop

20 KRANKHEITEN VORBEUGEN

seiner Apotheke anzubrechen. Merke: Medikamente sind teuer! Unter diesen Voraussetzungen sollte die Stallapotheke folgendes beinhalten:

FÜR VERBÄNDE Watte als Unterlage, elastische Bandagen mit mindestens zehn Zentimeter Breite, sterile Wundauflagen, Klebeband, eine saubere Plastiktüte als Unterlage bei Salbenverbänden. Zusätzlich eine Wollbandage und eine Bandagenunterlage.

FÜR DIE HUFE Eine Raspel, Hufmesser (für Rechtshänder, für Linkshänder, mit großer und mit kleiner Klinge); einen Unterhauer, um die Nägel zu öffnen; eine Zange und einen Hammer, um die Nägel zu ziehen und ein Eisen abzunehmen; eventuell eine Hufuntersuchungszange.

SONSTIGE GERÄTE Ein Fieberthermometer, nach Möglichkeit kein digitales, aber eines mit Bindfaden und Wäscheklammer, eine kleine Taschenlampe, ein Maulkeil für die Zahnuntersuchung, eine Nasenbremse, ein Stethoskop und eventuell eine Zahnraspel.

MEDIKAMENTE IN DER STALLAPOTHEKE Um medikamentellem Mißbrauch vorzubeugen, sollte man nur das Allernötigste im Vorrat haben. Hierzu gehören: ein Desinfektionsmittel (z. B. Kodan, Betaisadona, alkoholische Jodlösung etc.). Wichtig ist, daß es kein Chloramphenicol enthält, denn das ist mittlerweile verboten. Verboten ist gemäß EU auch die Verwendung von Entozoon für Angußverbände, genauso die Desinfektionslösung mit Rivanol. Rivanol gibt es zwar in jeder normalen Apotheke als Tabletten zum Auflösen (z. B. als Mundspüllösung), es ist aber in der Pferdepraxis verboten. Eine Wundsalbe, z. B. Socatyl, Betaisadona, Bepanthen oder einfach nur Vaseline. Eine Salbe gegen angeschwollene Beine (Enelbin, Tensolvet, essigsaure Tonerde).

Ganz wichtig sind Einmalhandschuhe, besonders wenn Medikamente angewandt werden, aber auch sonst, da sie verhüten, daß bei einer genauen Untersuchung Krankheitskeime (z. B. Pilze) über die Hände des Untersuchenden auf ein anderes Pferd übertragen werden. Eine gute Stallapotheke ist bei weitem besser als angebrauchte Medikamente in der Putzkiste!

Die Nasenbremse wirkt auf Akupunkturpunkte und beruhigt so das Pferd

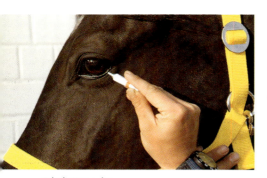

Falsch: Wenn das Pferd jetzt den Kopf zur Seite nimmt, bekommt es die Tube ins Auge

▶ **Medikamente richtig verabreichen**

Jedes Medikament muß in den Körper eindringen, denn sonst wirkt es nicht. Deshalb ein Warnhinweis vorab: Auch Salben und Pulver sind Medikamente. In ihnen sind chemische Stoffe eingelagert, die die Wirkstoffe durch die Haut in den Körper transportieren. Jedes Medikament hat auch seine Nebenwirkungen, die aber bei einer Erkrankung in keinem Verhältnis zu ihrem Nutzen stehen. Wenn der Körper jedoch nicht krank ist, wird er unnötig mit diesen Chemikalien belastet. Mit Sicherheit werden dann nicht gleich die unerwünschten Nebenwirkungen des Medikaments auftreten, aber es kann zu Reizungen der Haut oder zu allergischen Reaktionen kommen. Wie leicht trägt man eine durchblutungsfördernde Salbe mit bloßen Händen auf und kommt danach an seine eigenen Schleimhäute oder an die Augen. Allein dieses unangenehme Brennen kann schon durch sachgemäßen Umgang verhindert werden. Auf dem richtigen und damit sicherem Wege ist der, der ein Medikament wie einen Giftstoff behandelt und sich dementsprechend schützt.

Bevor ein Medikament angewendet wird, muß der Anwender den sogenannten Waschzettel durchlesen. Hier sind alle Warnhinweise und Dosierungen sowie die Form der Verabreichung aufgeschrieben. Daß Medikamente jeglicher Art für Kinder unzugänglich aufbewahrt werden sollen, dürfte wohl hinlänglich bekannt sein. Für das Medikament an sich sind andere Warnhinweise entscheidend. So die Lagerungshinweise: Es gibt Medikamente, die bei unsachgemäßer Lagerung nicht nur ihre Wirkung verlieren, sondern die bei Verabreichung auch schaden können.

DOSIERUNG Ganz wichtig ist natürlich die Dosierungsanweisung. Zu viel von dem Medikament kann auch viel Schaden hervorrufen. Ein gewissenhafter Tierarzt schreibt auf ein täglich zu verabreichendes Medikament immer die Dosierung. Bei den meisten Medikamenten orientiert sich die Dosierung an dem Gewicht des Pferdes, das bei einem G-Pony so zwischen 250–300 kg und bei einem Pferd von normalem Ernährungszustand und mittlerer Größe (ca. 165 cm) bei 450 – 500 kg liegt. Es ist nicht notwendig, jedes Pferd vorher auf die Waage zu stellen, um auf das Kilogramm genau zu dosieren, aber es sollte schon darauf geachtet werden, daß ein Shetty nicht die Dosis für ein Kaltblut bekommt. Ein weiterer wichtiger Warnhinweis ist das Verfallsdatum. Zwar ist es bei einem Medikament auf dem »mindestens haltbar bis 12.00«, also Dezember 2000 steht, nicht so schlimm, wenn es am 10.01.00 gefüttert würde, aber es gibt auch Medikamente, die nur eine sehr kurze Haltbarkeitsdauer haben. Ein Faktor, der immer mehr an Bedeutung gewinnt, ist die Verabreichung von Medikamenten an Tiere, die der Lebensmittelgewinnung dienen. Wenn auf einer Packung steht: »Nicht bei Tieren anwenden, die der Lebensmittelgewinnung dienen«, dann dürfen diese Medikamente nicht bei Pferden angewendet werden. Es ist schwer verständlich, aber selbst ein Olympiapferd gilt als ein Tier, das der Lebensmittelgewinnung dient. Zur Zeit sind gerade Mikrochips in der Erprobung, durch die ein Pferd für sein Leben als Sportpferd gekennzeichnet wird und dann nicht mehr geschlachtet werden darf. Bis sich dieser Chip jedoch durchgesetzt hat, gilt die alte Regelung. Entscheidend ist weiter die Angabe, wie ein Medikament verabreicht wird. Dies muß nicht nur auf dem Beipackzettel, sondern auch auf dem Medikament, also auf der Flasche, der Tube oder der Dose stehen. Bei Mitteln, die mit der Spritze verabreicht werden, stehen dort folgende Abkürzungen: s.c.; i.v.; i.m.; i.a.. Diese bedeuten im einzelnen:

SUBKUTAN (s.c.) Es bedeutet, daß das Mittel unter die Haut gespritzt wird. Die Medikamente dürfen das Gewebe nur sehr wenig beeinflussen. Der Tierarzt zieht am Hals eine Hautfalte hoch

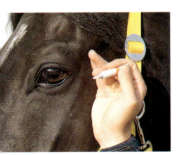

Richtig: Festen Kontakt am Pferdekopf suchen

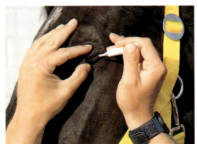

Nach langsamem Eindrehen der rechten Hand die Salbe einbringen

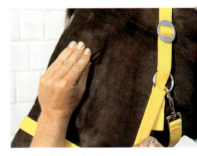

Kurzes Zuhalten des Auges zur besseren Verteilung des Medikamentes

und sticht die Nadel in sie hinein. Medikamente, die unter die Haut gespritzt werden, sollen nur langsam vom Körper aufgenommen werden. In der Pferdemedizin kommt diese Art der Injektion nicht ganz so häufig vor wie bei der Behandlung von Hunden und Katzen.

INTRAMUSKULÄR (i. m.) Hier wird das Medikament in den Muskel verabreicht. Auch hierbei soll der Wirkstoff des Medikamentes relativ langsam aufgenommen werden. Zur Injektion wird ein gut durchbluteter, großer Muskel ausgewählt. Diese Muskelgruppen befinden sich an der Brust des Pferdes und an den »Hosen«, also der langen Sitzbeinmuskulatur. Vor dem Einstechen der Kanüle klopft der Tierarzt mehrfach auf den Muskel, damit das Pferd die Angst verliert und sich entspannt. In einen entspannten Muskel zu spritzen, geht leichter und ist deshalb nicht so unangenehm für das Pferd. Auch zerstört der Druck der Flüssigkeit aus der Kanüle nicht so viel Gewebe.

Bevor nun das Medikament injiziert wird, zieht der Tierarzt noch einmal den Kolben der Spritze zurück, so als wolle er etwas aus dem Muskel absaugen. Aber genau das will er vermeiden, denn wenn eine Kanüle richtig sitzt, dann kommt beim Ansaugen nur Luft. Vielmehr entsteht ein Vakuum, welches in der Spritze wie Luft aussieht. Wenn Blut angesaugt wird, hat der Tierarzt ein Gefäß getroffen, was nicht sonderlich schlimm ist und auch nichts über die Qualität des Tierarztes aussagt. Es darf dann nur kein Medikament gespritzt werden, sondern es muß eine neue Nadel genommen werden, die dann an anderer Stelle eingestochen wird.

INTRAVENÖS (i. v.) Ein Medikament wird direkt in eine Vene, also direkt ins Blut gespritzt. Ein so verabreichtes Medikament wirkt sehr schnell. Bevor der Tierarzt die Spritze gibt, kontrolliert er, ob die Vene durchgängig ist. Hierzu staut er

Der Beipackzettel einer Medikamentenpackung

Wichtige Angaben auf dem Beipackzettel

- Dosierung
- Art der Verabreichung
- Nebenwirkungen
- Gegenmaßnahmen bei unerwünschten Arzneimittelwirkungen
- Wartezeiten
- Warnhinweise für den Tierhalter (z. B. Handschuhe verwenden)
- Anwendungsgebiete
- Anwendungsverbote (z. B. bei Trächtigkeit)

- Wechselwirkungen mit anderen Medikamenten
- Aufbewahrungsempfehlungen (Kühlschrank, Dunkelheit etc.)
- Warnhinweise zur Haltbarkeit (z. B. nach dem Öffnen in zehn Tagen verbrauchen)
- Auf der Medikamentenflasche steht das Haltbarkeitsdatum

sie mit dem Daumen, wodurch sie in der Drosselrinne sichtbar wird. Verschwindet sie nach dem Lösen des Staues, dann ist sie durchgängig. Bei einem erneuten Stauen wird die Kanüle eingestochen, und das Blut fließt nach draußen. Die Spritze wird vorsichtig aufgesetzt und das Medikament appliziert.

INTRAARTIKULÄR (i. a.) bezeichnet die Injektion in ein Gelenk. Dies ist die schwierigste und zugleich auch risikoreichste Injektionsmöglichkeit. Bevor die Kanüle eingestochen wird, muß zuerst die Injektionsstelle rasiert werden. Mit einer Desinfektionslösung wird sie anschließend entfettet und gereinigt. Zum Schluß sprüht der Tierarzt nochmals Desinfektionsmittel auf die rasierte Hautpartie und läßt es dort einwirken. Währenddessen zieht er sich sterile Handschuhe an. Mit den Fingern fühlt er die richtige Injektionsstelle und sticht dort die Nadel ein. Es fließt eine fadenziehende, klare Flüssigkeit aus der Kanüle – die Synovia, zu deutsch Gelenksflüssigkeit. Ehe das Medikament appliziert wird, muß so viel Synovia abfließen, daß kein Überdruck entsteht. Nach der Injektion wird ein Tupfer auf die Injektionsstelle gedrückt und ein Verband angelegt, damit kein Schmutz in diese kleine Wunde kommen kann. Gelenksinjektionen sind deshalb so gefährlich, weil eine Infektion im Gelenk zur dauerhaften Unbrauchbarkeit des Pferdes führen kann.

MEDIKAMENTE VERABREICHEN

Achtung: Doping

Doping im Pferdesport ist sowohl über ein Bundesgesetz als auch über die Gesetzgebung der FN (LPO) als verboten erklärt worden.
§ 3, Nr. 11 (2) des Tierschutzgesetzes
§ 67 LPO Dopinguntersuchungen und Verfassungsprüfungen
§ 66 LPO, Abs. 4.1 ff. Ausschlüsse

Es ist verboten, an einem Tier bei sportlichen Wettkämpfen oder ähnlichen Veranstaltungen Dopingmittel anzuwenden.

Bei Verstößen gegen das Tierschutzgesetz kann sogar eine Gefängnisstrafe verhängt werden. Doping ist zunächst alles, was die Leistung des Pferdes zu beeinflussen vermag. Hier nur einige Beispiele:

- Stimulantia
- Sedativa und Narkotika
- Anabolika
- Diuretika

- Peptidhormone und ähnliches
- Analgetika
- Antiphlogistika

Der Tierarzt muß nicht darauf hinweisen, daß er ein Dopingmittel verabreicht. Der Pferdebesitzer ist selbst dafür verantwortlich, dem Tierarzt die beabsichtigte Turnierteilnahme mitzuteilen. Einzelne Landesverbände ermöglichen die Gabe eines Dopingmittels mit einer Medikationserklärung. Dies ist teilweise sinnvoll, denn die kleine Naht an der Nase hat mit Sicherheit keine negativen Einflüsse auf die Leistung. Zum Nähen wurde jedoch ein Sedativum gespritzt und weitere Medikamente mehr. Die verabreichten Medikamente werden mit ihrer Indikation dem LK-Beauftragten vom Tierarzt schriftlich mitgeteilt. Der LK-Beauftragte entscheidet dann über die Startgenehmigung. Generell haben jedoch Pferde, die einer tierärztlichen Behandlung bedürfen oder erst vor kurzem bedurften, nichts auf einem Turnier zu suchen.

Dies alles sind Applikationsformen, die dem Tierarzt vorbehalten sind. Aber auch bei den Medikamenten, die der Pferdebesitzer anwendet, gibt es einiges zu beachten. Bei Wundsalben muß man sich ganz sicher sein, daß die Wunde nicht vielleicht doch genäht werden soll. Sowohl ein Desinfektionsspray als auch eine Salbe stellen in der Wunde neben ihrer Wirkung auch einen Fremdkörper dar. Muß eine vorbehandelte Wunde doch genäht werden, so muß der Tierarzt erst das ganze Gewebe entfernen, auf dem das Medikament ist. Er muß also die Wunde vergrößern, was sich wiederum negativ auf die Wundheilung auswirkt.

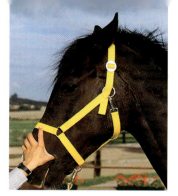

Wurmkureingabe: mit dem Daumen in die Laden greifen...

Waschlotionen wie z. B. Pilzmittel müssen immer verdünnt werden. Auf der Packung finden Sie das Mischungsverhältnis mit Wasser. Es ist ein Irrglaube, zu meinen, daß eine höhere Konzentration auch besser hilft, sie kann vielmehr zu schlimmsten Hautveränderungen führen. Bei manchen Salben, die z. B. auf ein angeschwollenes Bein aufgebracht werden, ist nicht nur der Wirkstoff allein für die Heilung entscheidend, sondern auch das kräftige Einmassieren.

Bei Medikamenten, die mit dem Futter gegeben werden sollen, überläßt man dieses dem Futtermeister, da sie das Pferd dann jeden Tag zur gleichen Zeit bekommt. Manche Pferde lassen das Pulver in der Krippe liegen. Feuchtet man das Futter jedoch leicht an oder gibt etwas Honig hinzu, läßt sich jedes Pferd austricksen.

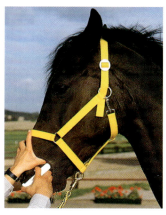

...die Wurmpaste weit nach hinten auf die Zunge drücken

▶ **Impfung und Wurmkur**

Es ist nicht nur eine moralische Verpflichtung, sogar der Gesetzgeber hat mit dem Tierschutzgesetz dafür gesorgt, daß derjenige, der sich Tiere hält, auch für deren Wohlergehen und vor allem für deren Gesundheit verantwortlich ist. Natürlich ist es unmöglich, alle Krankheiten von einem Tier fernzuhalten, aber es gibt schon einiges, worauf geachtet werden sollte.

Da sind zum einen die Impfungen. Auf internationalen Turnieren ist es schon lange Pflicht, sein Pferd

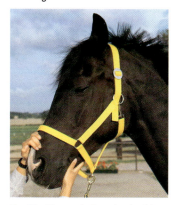

Das Maul kurz zuhalten, damit nicht alles ausgespuckt wird

impfen zu lassen. Seit neuestem besteht diese Pflicht auch für nationale Turniere. Aber es bedarf keiner Gesetze, sondern eigentlich nur dem verantwortungsbewußten Handeln, um zu verstehen, daß natürlich auch das Pferd einen Impfschutz benötigt. Gegen folgende zwei Krankheiten sollte auf jeden Fall geimpft werden: Husten und Tetanus. Die Hustenimpfung behandelt gleich einen ganzen Komplex von Hustenerkrankungen. Der gefährlichste davon ist der sogenannte »Hoppegartener Husten«. Es ist durchaus möglich, daß Pferde an dieser sehr ansteckenden Hustenerkrankung sterben können. Der Impfstoff bewirkt jedoch auch noch den Schutz vor anderen Hustenerkrankungen. Dies bedeutet allerdings nicht, daß ein geimpftes Pferd keinen Husten mehr bekommt. Seine Abwehrkräfte sind dann aber so hoch, daß das Pferd nicht daran eingehen kann.

Der andere wichtige Impfstoff ist der gegen Tetanus, der dem Wundstarrkrampf vorbeugt. Die Krankheitserreger heißen *Clostridium tetani* und kommen in Pferdeställen vermehrt vor. (Deshalb sollte natürlich auch jeder Reiter einen Tetanusvollschutz haben). Der Wundstarrkrampf äußert sich so, daß

Krankheitsprophylaxe durch ausreichend, Bewegung

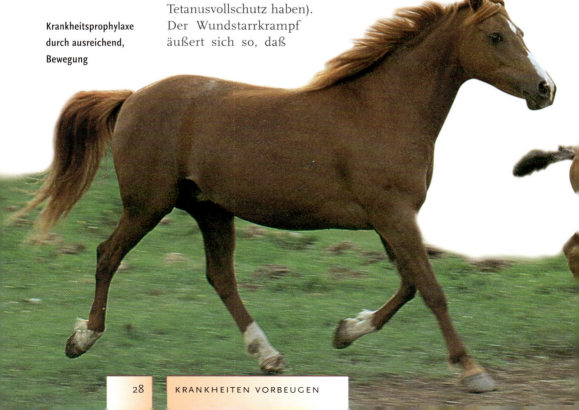

KRANKHEITEN VORBEUGEN

das von den Erregern befallene Lebewesen auf alle äußeren Reize wie Geräusche, Licht, Berührungen etc. mit Krämpfen am ganzen Körper reagiert. Die Behandlung dieser Erkrankung ist sehr langwierig, teuer und hinsichtlich der vollständigen Wiedergenesung des Pferdes prognostisch leider äußerst zweifelhaft.

Weitere Impfungen sind die Resequin- und die Tollwutimpfung. Resequin schützt zum einen vor Husten und zum anderen, noch wichtiger, vor dem gefürchteten Virusabort bei der Stute. Die Tollwutimpfung ist besonders bei Pferden mit Dauerweidehaltung in tollwutgefährdeten Gebieten sinnvoll, da diese Pferde am ehesten Kontakt zu wildlebenden, tollwutinfizierten Tieren haben. Ein allgemeiner Impfschutz wird durch die sogenannten Paramunitätsinducer gewährleistet. Sie sind nicht spezifisch gegen einen bestimmten Erreger gerichtet, sondern stärken das körpereigene Immunsystem des Pferdes. Besonders auf Messen, aber auch vor einem Stallwechsel ist es sinnvoll, sein Pferd auf diese Art zu schützen. Die andere wichtige Krankheitsprophylaxe ist die regelmäßige Gabe von Wurmkuren. Hierbei ist es von der Haltung der Pferde abhängig, wie häufig eine Wurmkur gegeben werden muß. Absolutes Minimum ist die Gabe einer Wurmkur mit dem Wirkstoff Ivermectin, die in der kalten Jahreszeit, am besten Anfang Dezember, gegeben werden muß. Gut ist es, wenn man drei Wurmkuren mit verschiedenen Wirkstoffen über das Jahr verteilt gibt. Die wichtigste Form der Gesunderhaltung ist jedoch ein gesunder Stall mit guter Durchlüftung und geringer Amoniakkonzentration, artgerechter und leistungsorientierter Fütterung, staubarmer Einstreu und ausreichend Bewegung.

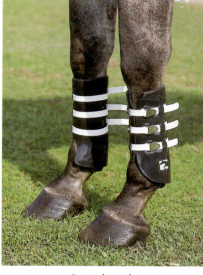

Gamaschen schützen vor Verletzungen

IMPFUNG UND WURMKUR

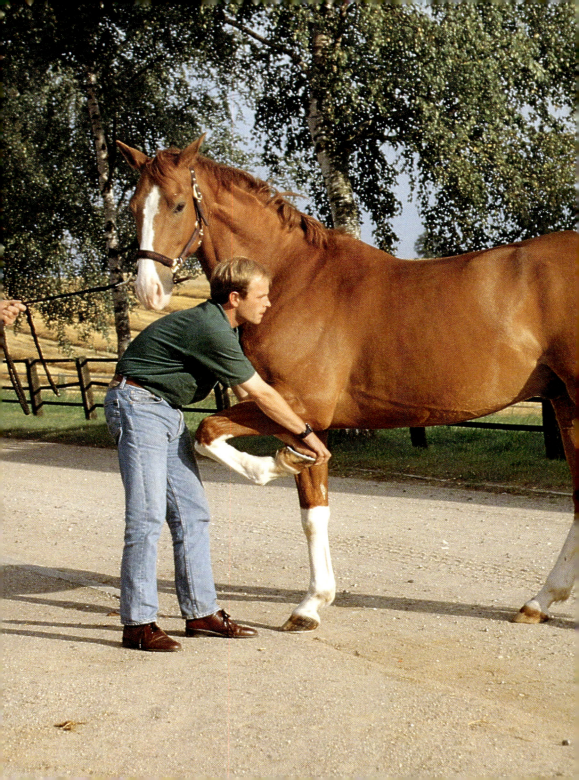

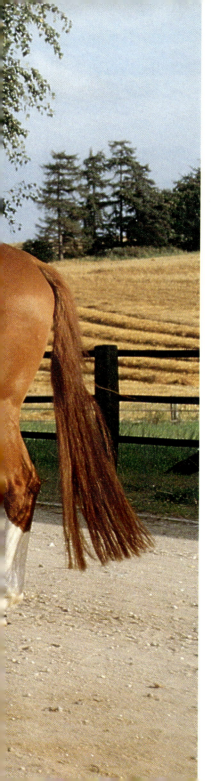

Das kranke Pferd

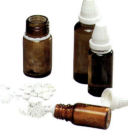

Viele Krankheiten sind leicht zu erkennen, wie zum Beispiel Verletzungen. Die Diagnose ist hier häufig einfach, der bloße Anblick von Blut oder spektakulären Schmerzäußerungen lähmt jedoch oft die Person, die eigentlich Hilfe leisten müßte. Sinnvolle Erste Hilfe kann daher nur geleistet werden, wenn man sich der Möglichkeit vom Auftreten solcher Erkrankungen ständig bewußt ist. Nur wer sich dahingehend bildet, daß er auch in Streßsituationen weiß, was zu tun ist, kann seinem Pferd wirklich helfen.

Dieses Buch bereitet deshalb weniger die tierärztlichen Fakten auf, sondern will vor allem für Notfälle klar erklären, wie in einer bestimmten Situation dem kranken Pferd geholfen werden kann.

Schwerpunkt sind nicht die selteneren schwersten Verletzungen, sondern vielmehr das alltägliche Vorkommen in der Reitbahn, im Stall, auf der Weide oder im Gelände. Wichtigste Grundvoraussetzung für das Erkennen einer Krankheit ist jedoch, zu wissen, wie sich das eigene Pferd verhält, wenn es gesund ist: Nur wer den Soll-Zustand genau kennt, der wird auch den Ist-Zustand erkennen und bewerten können.

DAS KRANKE PFERD

Krankheiten erkennen
und behandeln

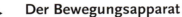

32 ▶ Bewegungs-
apparat

66 ▶ Verdauungs-
apparat

86 ▶ Atemwege

98 ▶ Hautver-
änderungen

117 ▶ Verhaltens-
auffälligkeiten

▶ Der Bewegungsapparat

Als Lauftier ist der Bewegungsapparat des Pferdes auf diese Belange hin »konstruiert«. Durch das Reiten sind aber die Beine des Pferdes ganz extremen Belastungen ausgesetzt. Zwei Aspekte gilt es zu beachten, wenn man sich über Lahmheitsprophylaxe Gedanken macht: das Zusammenwirken aller an der Bewegung beteiligten Teile und die Statik des Pferdes. Der Bewegungsapparat besteht aus Muskeln, Sehnen, Bändern, Schleimbeuteln, Bindegewebe und Knochen, und selbst damit sind noch nicht alle Komponenten genannt. Bei einem Pferd mit Sehnenschaden muß nicht zwingend die Sehne zu schwach gewesen sein, sehr häufig ist der mit ihr in Verbindung stehende Muskel schuld. Häufig ist ein Muskel nur verspannt oder wird von benachbarten verspannten Muskelgruppen negativ beeinflußt.

Von der Entspanntheit eines Muskels hängt aber auch seine Dehnbarkeit ab. Wenn er so verspannt ist, daß seine Dehnbarkeit darunter leidet, dann wird die Sehne eine Überdehnung, beispielsweise durch einen Fehltritt, auch nicht überstehen. Es muß jedoch nicht zwingend ein Sehnenschaden daraus entstehen. Wenn z. B. der verspannte Muskel permanent an der Sehne zieht, kann dies auch den Schleimbeutel, über den sie verläuft, vielleicht auch die Knochenhaut an dem Punkt, wo die Sehne ansetzt, in Mitleidenschaft ziehen. Es ist also ersichtlich, daß eine Erkrankung zwar punktuell am Bewe-

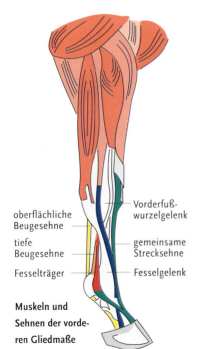

oberflächliche Beugesehne
tiefe Beugesehne
Fesselträger
Vorderfußwurzelgelenk
gemeinsame Strecksehne
Fesselgelenk

Muskeln und Sehnen der vorderen Gliedmaße

gungsapparat diagnostiziert wird, daß aber ihre Therapie nicht unbedingt mit diesem Punkt zusammenhängen muß.

Bei der Ursachenfindung muß das Pferd als Ganzes gesehen werden. Denn nur, wenn auch die Ursache beseitigt wird, hat eine Therapie längerfristigen Erfolg.

Der zweite Aspekt, der zur Lahmheit führen kann, ist die Statik des Pferdes. Wer einmal genau die Muskulatur seines Pferdes betrachtet, der wird feststellen, daß an den Vordergliedmaßen bedeutend weniger Muskeln sind als an den Hintergliedmaßen. Da aber zwischen 60 und 70 % des Gewichts auf der Vorhand des Pferdes ruhen, erscheint dies paradox. Die Erklärung ist jedoch simpel. Ein Muskel, der arbeitet, muß auch ernährt werden. Je größer der Muskel ist, um so mehr Sauerstoff benötigt

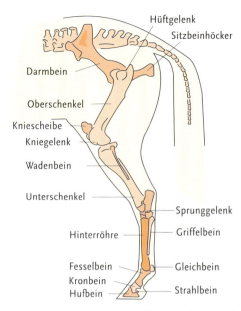

Skelett der Hinterhand

er und um so leichter ermüdet er auch. Ein kleiner, straffer Muskel bedarf nicht solch massiver Versorgung und ermüdet auch nicht so schnell. Pferde können im Stehen schlafen, da ihr Halteapparat mit kleinen Muskeln und vielen Sehnen und Bändern ausgestattet ist und deshalb nur wenig Nährstoffe braucht und nicht so schnell ermüdet. Betrachtet man dahingehend Katzen oder Hunde, so stellt man fest, daß diese sehr häufig liegen, da ihr Halteapparat zu viel Energie benötigt. Auf die Humanmedizin übertragen ist das der gleiche Unterschied wie zwischen einem Marathonläufer und einem Bodybuilder. Der Marathonläufer hat wenige große Muskeln, braucht insofern weniger Energie und kann deshalb eine Dauerleistung vollbringen. Der Bodybuilder benötigt viel Energie und kann nur kurzfristige Kraftanstrengungen durchhalten.

Das Vorderbein hat nun noch die Last des Reiters zu tragen und das gesamte Gewicht z. B. nach einem Sprung aufzufangen. Als die beste Lahmheitsprophylaxe gegen Verschleißerscheinungen gilt daher die korrekte Ausbildung mit dem Ziel der Lastaufnahme auf den Hinterbeinen. Dies muß als oberstes Gebot des täglichen Reitens angesehen werden.

DER BEWEGUNGSAPPARAT

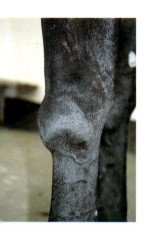 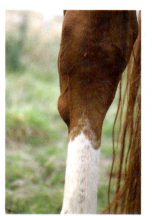 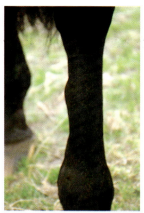 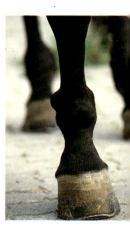

Ein Hygrom: Flüssigkeitsansammlung im Vorderfußwurzelgelenk

Überbein unterhalb des Sprunggelenks

Überbein am Röhrbein

Gallen

▸ Verletzungen der Gliedmaße

Verletzungen im Bereich der Gliedmaßen sind sehr häufig. Ein Pferd schlägt gegen die Boxenwände, oder Pferde fügen sich beim Springen oder einfach beim Herumtollen auf der Weide einen Riß, einen Schnitt oder einfach nur eine Schürfwunde zu. Zu beachten ist hierbei jedoch, daß auch die kleinste Verletzung beim Pferd der Wundpflege bedarf. Zu leicht entwickeln sich aus kleinen Verletzungen schwerwiegende Krankheiten oder einfach nur Schönheitsfehler.

Verletzungen im Bereich der Oberschenkelmuskulatur sind meist nur Abschürfungen oder Fleischwunden. Nur der Fachmann kann hier entscheiden, ob eine Wunde genäht werden muß oder nicht. Bei der Schulter ist es schon etwas gefährlicher, da hier einzelne Nerven relativ ungeschützt dicht unter der Haut liegen. Verletzungen, die durch einen Schlag entstanden sind, können entweder sofort oder erst nach Ausbildung eines Hämatoms zu schwerwiegenden Lahmheiten bis hin zu Lähmungserscheinungen führen. Wenn eine Schürfwunde durch einen Huftritt entstanden ist, kann in der Tiefe des Gewebes ein Hämatom entstehen. Dieses kann sich infizieren und zu einer langwierigen Lahmheit führen, da der Tierarzt dort nur schwer behandeln kann. Primär versorgt man die Wunde mit einer Wundsalbe und achtet darauf, wie sich das Umfeld der Wunde in den nächsten Tagen

verhält. Bleibt es länger als zwei bis drei Tage warm und druck-
empfindlich, sollte ein Tierarzt zu Rate gezogen werden.

Im Bereich des Röhrbeins kann bei einem Schlag oder bei
einer Schürfwunde die Knochenhaut in Mitleidenschaft gezogen
worden sein. Da man dies nicht von außen sehen kann, es sei
denn, der Knochen liegt blank, sollte man eine Schürfwunde immer so behandeln, als sei die Knochenhaut verletzt. Das bedeutet:
Wundsalbe auf die Wunde und einen Verband mit einer Bandagenunterlage und einer Wollbandage. Hier besteht auch die Gefahr, daß ein Überbein entsteht. An bestimmten Positionen stellt
es nur einen Schönheitsfehler dar, es kann jedoch auch so un-
glücklich liegen, daß es ein Band oder eine Sehne behindert.

Verletzungen am Karpalgelenk oder am Sprunggelenk können immer zu vermehrter Füllung der Gelenke führen, die einen
erheblichen Schönheitsfehler darstellen und im ungünstigen Fall
auch zu Lahmheiten führen können. Bei jeder Verletzung im
Gliedmaßenbereich muß mit der Gefahr des Einschusses (siehe
S. 36) gerechnet werden.

Nageltritt

Die Gefährdung eines Pferdes durch einen Nageltritt kann von
völlig ungefährlich bis hin zur dauernden Unbrauchbarkeit reichen. Zur Beurteilung bedarf es sowohl anatomischer als auch
handwerklicher Kenntnisse. Die anatomischen Kenntnisse geben
darüber Aufschluß, in welchem Bereich ein Nagel welche Struk-
turen des Hufes beschädigen kann. Die handwerklichen Fähig-
keiten erlauben eine Beurteilung, wie lang der Nagel ist und wie
tief er demnach im Huf sitzt.

Auch eine Reißzwecke, die sich ein Pferd eingetreten hat,
kann zu einer starken Lahmheit führen. Hier reicht es jedoch, die
Reißzwecke zu entfernen und den Kanal mit einem Desinfektionsmittel zu reinigen. Da durch den Nagelkanal Keime in das
Hufinnere vordringen können, bleibt die Gefahr eines Hufgeschwürs bestehen. Es gilt also, sich die Einstichstelle des Nagels
zu merken. Gefährlicher wird es, wenn aus dem Nagelkanal Blut
fließt. In diesem Fall reicht kein Desinfektionsmittel, sondern das
Pferd muß sofort massiv antibiotisch versorgt werden. Ganz gefährlich wird es für das Pferd, wenn eine gelbliche, fadenziehende Flüssigkeit aus dem Huf austritt. Dies ist ein Zeichen dafür,

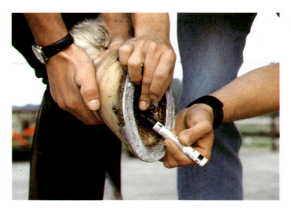 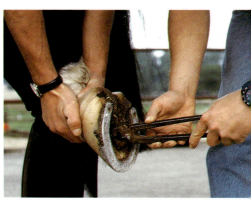

Bei Nageltritt: Den Huf hochhalten, und den Nagel am Übergang zum Hufhorn markieren

Den Nagel ziehen, ohne viel an ihm zu wackeln

daß das Hufgelenk eröffnet wurde, was die Unbrauchbarkeit eines Pferdes nach sich ziehen kann.

Immer stellt sich die Frage: »Nagel drin lassen und warten, bis der Tierarzt kommt, oder Nagel entfernen?« Beides kann richtig und falsch sein. Sobald es den Nagel spürt, wird es »auf drei Beinen laufen«. Der Reiter muß das Pferd auf jeden Fall daran hindern, nochmals aufzutreten, damit sich der Nagel nicht weiter in den Huf drückt. Den Nagel sollte man dort markieren, wo sich der Übergang Huf – Nagel befindet und ihn dann gerade (jede Seitwärtsbewegung kann dem Pferd schaden) herausziehen. Die markierte Stelle zeigt dem Tierarzt, wie weit der Nagel im Huf steckte. Bis der Tierarzt kommt, legt man einen Hufverband an, damit keine weiteren Keime in den Nagelkanal eintreten können. Im Gelände hilft es, zwei Stöckchen im Hufeisen zu verkeilen. Im Bereich der Eckstreben können sie auch unter das Eisen geschoben werden. Die Stöckchen bilden dann ein X im Hufbereich. Unter diese Konstruktion wird auf den Nagelkanal ein Tuch gelegt, damit kein Schmutz in die Wunde gelangt. Die weitere Medikation bleibt dem Tierarzt vorbehalten.

Einschuß

Der Einschuß, in der Fachsprache Phlegmone genannt, bezeichnet ein ungeheuer starkes Anschwellen eines Beines, an dem oft nicht einmal eine Verletzung erkennbar ist. Er entsteht z.B. durch einen Einstich mit der Forke, der sich dann entzündet. Neben der

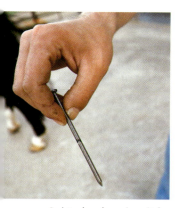

So ist erkennbar, wie weit der Nagel im Huf steckte

Schwellung bekommen die Pferde Fieber und zeigen ein gestörtes Allgemeinbefinden wie Freßunlust und Teilnahmslosigkeit. Daß die Pferde lahmen, ist allein schon durch die Versteifung der Gelenke bedingt durch die massive Schwellung zu erklären. Ein Einschuß kann sehr leicht zu einer sogenannten Septikämie führen, d.h., daß die Keimbesiedlung aus dem betroffenen Bein durch das Blut auf den ganzen Körper übertragen wird.

Bis zum Eintreffen des Tierarztes tut dem Pferd etwas Bewegung gut. Im Sommer hilft auch die Massage mit kaltem Wasser. Vom Tierarzt wird das Pferd mit einem Antibiotikum behandelt und bekommt einen Angußverband. Ein Angußverband bedeutet, daß dieser mit einer Flüssigkeit mehrmals am Tag angefeuchtet wird. In diesem Fall empfiehlt sich eine Desinfektionslösung. Ein Einschuß sollte nach drei Tagen abgeheilt sein. Seine Behandlung ist auch wegen der massiven Dehnung des Gewebes wichtig. Dem Einschuß kann sehr leicht vorgebeugt werden, wenn die Reiter nach einem Ritt durch das Gelände die Beine ihrer Pferde abwaschen und genau betrachten.

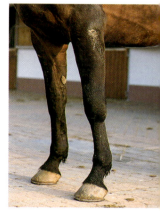

Einschuß nach Infektion der Wunde

Verletzungen im Bereich des Kronenrandes

Der Huf wächst von oben nach unten. Unter dem Kronenrand beginnt das Wachstum mit sehr weichem Horn, das sehr empfindlich ist. Je weiter man von der Hufkrone entfernt ist, um so härter wird der Huf, und seine Empfindlichkeit nimmt ab.

Verletzungen im Bereich des Kronsaums können dazu führen, daß das Hufwachstum in diesem Bereich gestört wird und sich ein Spalt in der Hufwand bildet. Da der Huf durch den ihm eigenen Hufmechanismus ständig in Bewegung ist, findet ein von oben nach unten wachsender Spalt keine Ruhe, um zusammenzuwachsen. Ein solches Pferd wird für lange Zeit ein Problemfall für den Schmied sein.

Die gefährlichsten Verletzungen am Kronenrand entstehen durch Stollen am Hufeisen. Es sollte eigentlich hinlänglich be-

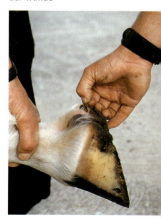

Leichter Ballentritt

VERLETZTE GLIEDMASSE | 37

> **TIP**

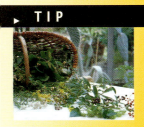

▶ **Kräuterheilkunde**

Bei schlechtem Hufwachstum sollte man den Kronenrand regelmäßig mit Lorbeeröl massieren. Mit einer alten Zahnbürste geht das leichter als mit den Fingern.

kannt sein, daß ein Pferd mit Stollen nie auf dem Pferdehänger transportiert werden soll, und doch entstehen dabei immer wieder schwerwiegende Stollenverletzungen. Auch durch den Transport selbst ist die Kronenrandregion an den Vorderbeinen sehr gefährdet. Um sie zu schützen, muß darauf geachtet werden, daß die Transportgamaschen immer über den Kronenrand reichen.

▶ **Veränderungen am Huf**

Zwei Faktoren sind am Huf nahezu gegensätzlich. Zum einen soll die Hornkapsel das Hufinnere schützen und es dem Pferd ermöglichen, auch auf hartem Boden zu gehen, zum anderen wird mit jeder Bewegung der Huf einem ganz bestimmten Hufmechanismus ausgesetzt. Das Horn soll stützen und schützen und muß daher hart sein, aber gleichzeitig soll es elastisch die einzelnen Bewegungen des Hufes mitmachen. Es ist also leicht einsehbar, daß es sich hierbei um ein sehr empfindliches System handelt. Hinzu kommt noch die lange Wachstumszeit, so daß alle Verletzungen am Huf äußerst schwierig und nur sehr langsam ausheilen.

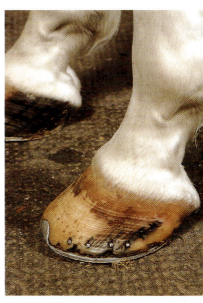

Ein leichter Hornspalt

Hufmesser und Raspel

38 DAS KRANKE PFERD

Gemäß der Form und Lage unterscheidet man zwischen Hornspalt und Hornkluft. Der Hornspalt verläuft senkrecht zum Huf und die Hornkluft quer. In der Prognose einer völligen Wiederausheilung ist eine Hornkluft bei weitem günstiger zu sehen als ein Hornspalt. Sie wächst einfach mit dem Hufwachstum nach unten heraus. In ihr dürfen sich jedoch kein Dreck und keine Keime ansammeln, da dann die Hufwand unterminiert werden und ausbrechen könnte. Sollte eine Hornkluft sehr tief sein, hat der Tierarzt geeignete Materialien, um sie vor Verschmutzung zu schützen. Ärgerlicher ist ein Hornspalt, da er durch die Bewegung des Hufes immer weiter nach oben einreißt. Die einzige Möglichkeit, diesen Prozeß zum Stillstand zu bringen, besteht darin, daß über dem oberen Ende des Hornspalts mit der Hufraspel eine Hornkluft in die Außenwand geraspelt wird. Zur Unterstützung bekommt das Pferd ein Hufeisen mit einer sogenannten Schwebe: Das Eisen wird so angepaßt, daß es im Bereich des Hornspalts keinen Kontakt zum Huf hat. Durch die Schwebe werden die Auswirkungen des Hufmechanismus auf die Hufwand verringert. Die massivste Hufveränderung kann durch einen Eckstrebenbruch entstehen. Er entsteht z. B. durch übermäßig lange Trachten, Einlegesohlen, die den Huf im Bereich der Eckstreben nach einer gewissen Zeit fixieren, oder einfach nur durch unebenen Boden. Die Ausheilung dauert sehr lange und bedarf der ständigen Kontrolle durch einen Hufschmied. Ähnlich wie bei dem

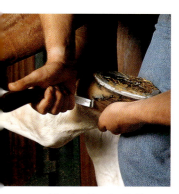

Einschneiden des Hufhorns im rechten Winkel zum Hornspalt

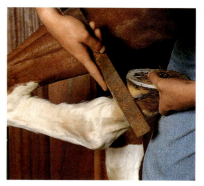

Mit der Raspel vorsichtig den Einschnitt verbreitern

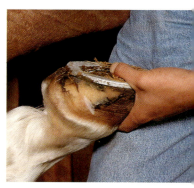

Das Resultat: So wird verhindert, daß der Hornspalt weiter nach oben wächst

VERÄNDERUNGEN AM HUF

Hornspalt wird auch hier ein Eisen mit einer Schwebe verwendet, damit die Eckstrebe nicht belastet wird. Im Verlauf der Heilung muß ständig darauf geachtet werden, daß die Eckstrebe gerade wächst, da es sonst zu extremen Hufveränderungen kommt.

Strahlfäule

Strahlfäule entsteht aus einer Vernachlässigung der Hufpflege oder unhygienischen Haltungsbedingungen. Boxen mit unsauberer Einstreu sind dabei genauso zu nennen wie Matschausläufe, die nicht vom Pferdekot gereinigt und zudem noch schlecht drainiert sind. Der Strahl fühlt sich unangenehm an und stinkt. Da der Strahl weicher ist als das übrige Hufhorn, können in ihm teilweise tiefe Schnitte entstehen, in denen sich Keime anlagern. In der Tiefe des Strahles ist es dunkel, warm und feucht, somit also ein ideales Klima für Bakterienwachstum. An der Oberfläche des Strahles ist häufig noch nichts zu sehen, aber wenn man beim Hufeauskratzen in die mittlere Strahlfurche gerät, zieht das Pferd den Huf weg. Dies ist schon ein erstes Alarmsignal. Wird es ignoriert, dann beginnt das Pferd auf weichem Boden zu lah-

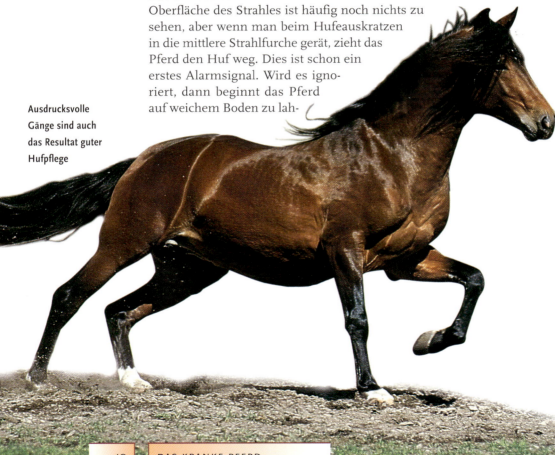

Ausdrucksvolle Gänge sind auch das Resultat guter Hufpflege

> **Strahlfäule**
> - Vorbeugen durch saubere Einstreu und regelmäßige Hufpflege
> - Medikamente: Kupfervitriol, Jodoformäther

men. Da sich harter Boden nicht in die Strahlfurche drücken kann, bleibt das Pferd auf diesem lahmfrei. Im Extremstadium wird das Pferd jedoch auch auf hartem Boden lahmen. Auf Druck in die Strahlfurche reagiert das Pferd sehr heftig. Mit einem Q-Tip kann man sehr tief in die Strahlfurche eindringen und dort ein eitriges Sekret feststellen.

Als Therapie muß der Strahl oberhalb der Entzündung entfernt werden, damit Luft an den Entzündungsherd gelangt. Der Huf muß mit einem scharfen Wasserstrahl gereinigt und anschließend getrocknet werden. Mit Medikamenten wie Kupfervitriol und Jodoformäther wird der erkrankte Bereich ausgetrocknet und desinfiziert. Um den Huf vor weiteren Verunreinigungen zu schützen, empfiehlt es sich, ihn zunächst für einige Tage mit einem trockenen Verband einzupacken.

Strahlfäule kann sowohl durch mangelnde Hufpflege, aber auch durch übermäßige Hufpflege entstehen. Ständiges Fetten oder gar tägliches Teeren der Hufe nimmt diesen die Möglichkeit zu dem normalen Flüssigkeitsaustausch, den der Huf für seine Eigenreinigung benötigt. So gut es auch gemeint ist, aber ein gesunder Huf braucht kein Fett. Man kann allenfalls den Hufbereich mit Lorbeeröl direkt unter dem Kronenrand einpinseln.

Veränderungen am Huf, seien es nun Strahlfäule, Hornspalten oder Hornkluften, ja sogar das Hufgeschwür, sie haben alle ihre Ursachen in mechanischen Einflüssen. Die Verletzung der Glasurschicht durch steinigen Boden, durch zu spröde Hufe oder durch zu scharfes Bürsten, führt dazu, daß Keime in die kleinen Risse eindringen und dort nach ihrer Vermehrung den Huf nachhaltig schädigen können. Der beste Schutz ist ein vernünftiger, regelmäßiger Schmiedbesuch und saubere Haltung sowie eine Ernährung, die auch ausreichend das Fell und das Hufhorn mit versorgt.

Hufabszeß

Unter dem Begriff »Hufabszeß«, umgangssprachlich auch einfach Hufgeschwür genannt, lassen sich mehrere verschiedene Krankheitsbilder zusammenfassen. Ein solches Hufgeschwür äußert sich immer sehr dramatisch. Von einem Tag auf den anderen ist das Pferd plötzlich stocklahm und mag den Huf gar nicht mehr aufsetzen. Der Huf ist häufig warm, und der geübte Untersuchende fühlt im hinteren Bereich des Fesselkopfes eine sogenannte Pulsation. Diese Pulsation kennt jeder, der sich in den Finger geschnitten und einen Verband angelegt hat. Nach kurzer Zeit beginnt es im Finger zu pochen. Dieses Pochen läßt sich dann eben auch am Fesselkopf fühlen. Die Lahmheit ist so stark, daß sie sofort behandelt werden muß. Der Tierarzt untersucht den Huf mit einer Hufzange, mit der er auf verschiedene Regionen des Hufes drückt und eine Schmerzäußerung des Pferdes abwartet. Im günstigen Fall ist diese eindeutig, und

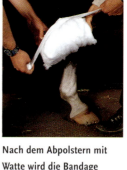

Nach dem Abpolstern mit Watte wird die Bandage zunächst vom Ballen zur Hufspitze aufgelegt

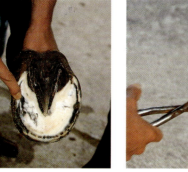

Solche Veränderungen des Horns bieten Keimen die Eintrittspforte in den Huf

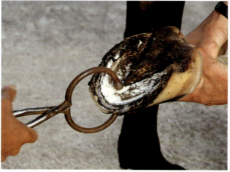

Mit dem Abdrücken mit Hilfe der Hufzange wird das Hufgeschwür lokalisiert

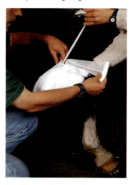

Die Lagen der Bandage gehen immer erst unter dem Anfangsstück hindurch

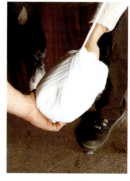

Die Seiten werden gewechselt, mal geht die Bandage links um den Huf, mal rechts herum

DAS KRANKE PFERD

das Pferd reißt den Huf sofort weg. Zur Sicherheit wird noch einmal auf eine andere Stelle am Huf gedrückt und dann wieder auf die schmerzempfindliche. Wiederholt sich die Schmerzreaktion, so ist der Bereich des Hufgeschwürs lokalisiert. Mit einen Hufmesser wird das Horn des Hufes untersucht. Ein kleiner, schwarzer Punkt verrät einen Kanal, dem nachgegangen wird, indem man dort immer weiter in die Tiefe schneidet. Plötzlich fließt der Eiter aus der Schnittstelle, und das Hufgeschwür ist eröffnet. In den Kanal wird eine Desinfektionslösung eingebracht, und der Huf wird mit einem Hufverband versehen, damit kein Schmutz mehr in den Kanal gelangt. Abschließend wird das Pferd noch mit einem Antibiotikum behandelt. Die Lahmheit geht nach der Behandlung sehr schnell zurück, und das Pferd ist binnen weniger Tage wieder einsetzbar.

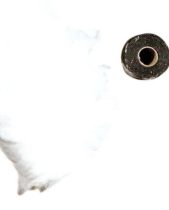

Verbandswatte, Bandagen und Klebeband

Es gibt aber auch andere Formen, die nicht so leicht zu eröffnen sind. Wenn kein Kanal zu finden ist, können wir natürlich nicht den ganzen Huf aufschneiden, in der Hoffnung vielleicht doch eine Eiteransammlung zu finden. Bei diesen Pferden wird der Huf in einen Schwitzverband eingepackt. Bewirken soll dies, daß das Hufgeschwür nach ein bis zwei Tagen von selbst aufgeht.

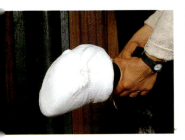
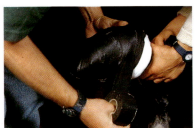
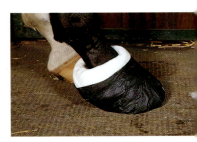

Das Endstück wird mit dem Anfangsstück verknotet

Das Klebeband schützt den Verband vor Nässe und Keimen

So muß der fertige Hufverband aussehen

Problematisch wird es jedoch, wenn sich das Hufgeschwür dann in einen Bereich des Hufes verlagert, wo es nicht soviel Druck und demzufolge nicht soviel Schmerzen ausübt. Im Inneren des Hufes bildet sich Eiter, der dort aber nicht abfließen kann.

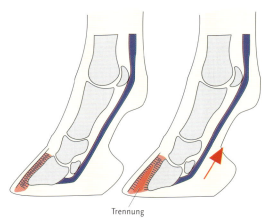

Trennung

Normaler Huf (links) und Rehehuf (rechts)

Hufrehe

Hufrehe ist eine Entzündung im Inneren des Hufes. Es gibt zwar auch die Belastungsrehe, doch weitaus häufiger ist als Ursache eine Stoffwechselerkrankung des gesamten Körpers auszumachen, die sich in einer Rehe ausdrückt. Diese Stoffwechselerkrankung kann ernährungsbedingt sein, sie kann aus einer Vergiftung resultieren, oder sie entsteht aus einer ungewöhnlichen Belastung wie zum Beispiel der Niederkunft.

Die Hornkapsel des Hufes ist durch eine Lamellenschicht am Hufinneren befestigt. Bei einer Rehe entzünden sich diese Lamellen, was für das Pferd sehr schmerzhaft ist. Die Pferde, die eine Reheerkrankung haben, stehen häufig in einer sogenannten Sägebockstellung, d.h., daß sie die Vorderhufe weit nach vorne stellen, um sich eine gewisse Entlastung zu verschaffen. Bewegen mögen sie sich gar nicht.

Der Tierarzt muß bei Rehe schnellstens geholt werden. Bis zu seinem Eintreffen sollten die Hufe mit einem Wasserstrahl gekühlt werden. Der Tierarzt wird ein stark entzündungshemmendes Medikament spritzen und das Pferd mit Heparin behandeln. Früher wurde bei der Reheerkrankung der Aderlaß durchgeführt, eine Methode, die zwar heute nur noch selten angewandt wird, aber dennoch in vielen Fällen Erfolg verspricht. Eine gute Therapie ist, wenn das Pferd täglich einige Stunden in fließendes kaltes Wasser gestellt wird (z. B. in einen kleinen Gebirgsbach mit festem Untergrund). Leider ist dies nur in den seltensten Fällen möglich. Nach der tierärztlichen Behandlung muß der Schmied einen Rehebeschlag anfertigen, der dem Huf Entlastung verschafft. Ganz wichtig für den Erfolg der Behandlung ist auch die Fütterung des Pferdes. Diese muß sehr energie- und eiweißarm sein. Am besten bekommt das Pferd nur ausgezeichnetes Heu und etwas Saftfutter.

Die Behandlung des Pferdes muß deshalb so schnell und so sorgsam erfolgen, da nur dann die volle Ausheilung des Pferdes prognostiziert werden kann. Der Betreuer des Pferdes darf sich nicht davon täuschen lassen, daß es dem Pferd wieder besser geht, da es leicht zu einem erneuten Reheschub kommen kann. Es bestehen zwei Gefahren bei der Hufrehe. Die erste ist die Hufbeinabsenkung, und die zweite ist das Ausschuhen. Bei der Hufbeinabsenkung löst sich das Hufbein von der Lamellenschicht und liegt dann nicht mehr parallel zur Sohle im Huf, sondern neigt sich über die Spitze nach vorne ab. Am Äußeren des Hufes ist eine Deformierung zu erkennen. Es kann zu dem sogenannten Knollenhuf kommen. Die Gefahr bei der Hufbeinabsenkung liegt darin, daß das Hufbein mit seiner Spitze durch die Sohle durchbrechen kann. In diesem Fall gibt es für das Pferd keine Rettung mehr, und es muß eingeschläfert werden. Die andere Gefahr, das Ausschuhen, entsteht dadurch, daß sich aufgrund der Entzündung und der damit einhergehenden Degeneration der Lamellenschicht die Hornkapsel vom Huf ablöst. Das Hufhorn würde zwar wieder nachwachsen, dafür aber mehrere Monate brauchen und für das Pferd unvorstellbare Schmerzen bedeuten. So ist hier in den meisten Fällen schon allein aus tierschützerischer Sicht die Euthanasie unumgänglich.

Einem akuten Reheschub, der beispielsweise durch einen nächtlichen Streifzug durch die Futterkammer entsteht, kann man nur durch äußerste Sorgfalt vorbeugen, d.h. durch das Verschließen aller Türen.

Wichtig ist aber, daß sich der Pferdehalter nach einer schweren Kolik, einer Niederkunft oder einem Kreuzverschlag immer bewußt ist, daß diese Faktoren eine Rehe verursachen können und er deshalb besonders auf eventuelle Symptome achten muß.

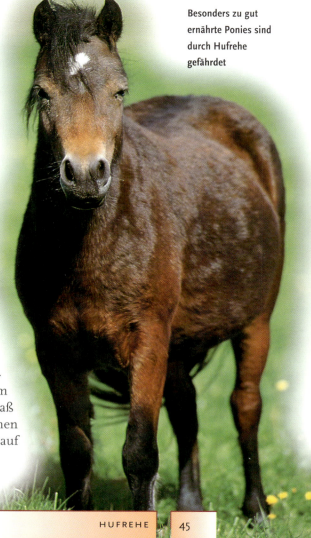

Besonders zu gut ernährte Ponies sind durch Hufrehe gefährdet

HUFREHE 45

> **TIP**
>
> **Kräuterheilkunde**
>
> Glänzende Hufe erzielt man durch die Gabe von einem Eßlöffel Weizenkeimöl zu jeder Mahlzeit ins Futter.

▶ Prophylaxe: Die Hufpflege

Neben einem guten Schmied trägt die tägliche Hufpflege durch den Reiter maßgeblich zur Gesunderhaltung der Hufe bei. Am Schmied zu sparen, bedeutet am falschen Ende zu sparen. Der regelmäßige Hufbeschlag sowie das regelmäßige Ausschneiden der Hufe ist nicht nur für die Hufe selbst, sondern auch für den gesamten Sehnen- und Bänderapparat wichtig.

Ein eingewachsenes Eisen drückt nicht nur, weil es zu klein geworden ist, es stimmt in seiner Ausrichtung auch nicht mehr mit der Zehenrichtung des Pferdes überein. Dies fühlt sich ungefähr so an, als würde man den rechten und den linken Schuh vertauschen.

Sollte sich ein Eisen einmal gelöst haben, so muß es abgenommen werden. Bitte versuchen Sie nicht, es selbst wieder anzunageln. Das Abnehmen des Eisens sieht beim Schmied sehr einfach aus, wenn man es jedoch selbst einmal versucht, dann merkt man erst einmal, wieviel Kraft und Routine dazu gehört. Am einfachsten ist es, ein Eisen so zu lösen, wie es auf der Fotoserie unten dargestellt wird. Nach dem Öffnen der Nägel wird jeder einzeln gezogen und dann das Eisen entfernt. Nicht nur, daß diese Form die einfachere ist, es ist auch die schonendere für das Pferd, da das Hufhorn weitestgehend unbeschädigt bleibt. Wenn ein Pferd ein Eisen verloren hat, dann ist es durchaus möglich, daß der Huf etwas ausgefranst ist. In diesem Fall, und auch wenn der Huf sonst eine eingerissene Ecke hat, darf nie gefettet werden. Das ungefettete Hufhorn wird einfach abbrechen, ist es aber gefettet, wird es weiter hochreißen und kann so den Huf erheb-

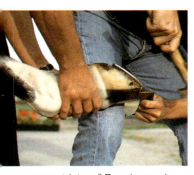
Vorsichtiges Öffnen der Nägel

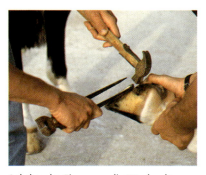
Anheben des Eisens, um die Nägel zu lösen

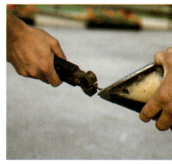
Ziehen der einzelnen Nägel

DAS KRANKE PFERD

lich verletzen. Jeder kennt die Schmerzen bei einem eingerissenen Fingernagel, nur müssen wir nicht darauf laufen.

Zur täglichen Hufpflege gehört die Kontrolle vor und nach dem Reiten, ob sich ein Stein oder sonstige Fremdkörper im Huf befinden. Diese Kontrolle erfolgt während des Auskratzens, das somit nicht nur der Sauberkeit des Stalles, sondern auch der Gesundheit des Pferdes dient. Im vorigen Kapitel habe ich schon die Gefahren der übermäßigen Hufpflege und des Einfettens angesprochen. Zu häufiges Reinigen mit der Wurzelbürste oder gar mit der Drahtbürste zerstört die Wachsschicht, die dem Huf Schutz vor Umwelteinflüssen gibt. Ein zu häufig gewaschener Huf wird spröde und trocknet aus. Durch die entstehenden Rillen können Keime in den Huf eindringen, oder er kann beispielsweise das Treten auf einen Stein nicht mehr so gut kompensieren und bricht aus.

Wenn ein Pferd plötzlich brüchige Hufe bekommt, kann dies noch zwei weitere Ursachen haben. Die erste Ursache ist eine ernährungsbedingte. Eine Zugabe von Schwefelverbindungen, beispielsweise in Speiseölen, oder von Biotin kann dort helfen. Von vielen Pferdebesitzern wird zur Vorbeugung oftmals Biotin prophylaktisch zugefüttert. Das ist jedoch nicht sinnvoll, da die Pferde nur soviel aufnehmen, wie sie benötigen. Nur bei einer Mangelerscheinung ist sein Einsatz sinnvoll. Die zweite Ursache ist in der Box des Pferdes zu finden. Die Boxeneinstreu kann die Hufe angreifen. Späne oder häufiger noch Torf als Einstreu können Säuren enthalten, die dem Huf Feuchtigkeit entziehen. Nicht ganz so schlimm ist eine zu trockene Boxeneinstreu. Optimal für die Hufe ist aber eine Matratze mit etwas Feuchtigkeit.

Von oben nach unten: Hufmesser, Unterhauer, Hammer, Zange

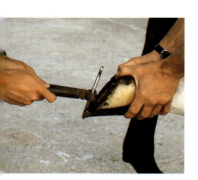

Abnehmen des Eisens

DIE HUFPFLEGE   47

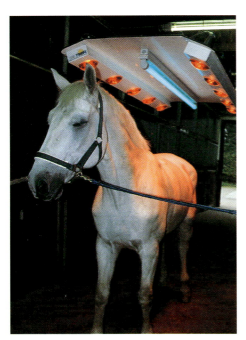

Die Rotlichtlampen erwärmen und entspannen die Muskulatur

▶ Ursachen von Lahmheiten

Lahmheiten können durch Verschleißerscheinungen entstehen, die beim Pferd mehrere Ursachen haben können. Die Hauptursache liegt jedoch leider immer an der Unvernunft der Reiter. Wer Erfolge und Prestige vor die Gesundheit des Pferdes setzt, wird diese nur kurzfristig und auf Kosten des Pferdes erleben. In der Heeresdienstvorschrift Nummer zwölf der Reitlehre der Kavalleriereitschule von Hannover, die auch die Vorlage für die Richtlinien für Reiten und Fahren bildet, wurde noch großer Wert auf die Gesunderhaltung des Pferdes gelegt, welches »lange die schweren Strapazen des Dienstes gesund überstehen« sollte. Liest man dagegen heute die Ausbildungsbücher, so ist die Zielsetzung immer der Erfolg, nie die Gesundheit.

Und auch eine weitere Tatsache stimmt doch sehr nachdenklich: Bei den Olympischen Spielen von 1936 in Berlin lag das Durchschnittsalter der dort startenden Pferde bei ungefähr sechzehn Jahren, heute gilt ein Zwölfjähriger schon als alt. Zunächst gilt zu berücksichtigen, daß sich ein Pferd bis ungefähr zum sechsten Lebensjahr im Wachstum befindet. Das gesamte Knochengerüst erreicht erst mit Abschluß des Wachstums seine volle Stabilität. Wird ein Pferd zu früh übermäßig belastet, so entstehen mechanisch bedingte Veränderungen an den Gliedmaßen wie z.B. Überbeine. Ein Überbein kann durch eine Reizung der Knochenhaut, beispielsweise durch einen Schlag, oder auch als Unterstützung entstehen. Das Vorderfußwurzelgelenk, welches das untere Ende des sehr breit ausgeprägten Unterarms darstellt, verbindet diesen mit der schmalen Vorderröhre. Vergleichen läßt sich dies mit einem Menschen mit einer dicken Ferse, der auf Stöckelschuhen mit Pfennigabsätzen gehen soll. Von der Stabilität ist dies schon sehr schwierig, man stelle sich nun noch vor, daß diese Person auch noch nach dem Sprung ihr gesamtes Gewicht auf diesen Stöckelschuhen auffangen soll. Bei einem Pferd, bei dem wachstumsbedingt und manchmal auch hufbedingt die von vorne zu sehende Linie Unterarm–Karpalgelenk–Fesselkopf–Huf keine Senkrechte beschreibt, sondern einen Knick im Bereich des Karpalgelenkes aufzeigt, wird dies häufig dadurch kompensiert, daß kurz unterhalb des Vorderfußwurzelgelenks ein Überbein entsteht. Deformationen an den Ideallinien können auch dadurch entstehen, daß das Pferd in früher Jugend zu stark trainiert wurde und somit zu starke Muskelmassen an den noch sehr biegsamen Knochen zogen.

AUFZUCHT In der Aufzucht des Pferdes gilt es daher einige Dinge zu berücksichtigen, damit das Pferd auch im hohen Alter keine Probleme bekommt. Schon im Fohlenalter wird der Grundstock für viele spätere Lahmheiten gelegt. Viele Fohlen werden zu stark gefüttert, was sich vor allem an den Gelenken ablesen läßt. Diese sind bei überfütterten Fohlen nicht mehr klar abgegrenzt, also trocken, wie der Fachmann sagt, sondern zeigen schon deutliche Umfangsvermehrungen. Negativ wirken sie sich dadurch aus, daß sie das noch sehr junge Bindegewebe extrem dehnen und ihm dadurch die Fähigkeit entziehen, ihrer Aufgabe als Unterstützung des Halte- und Trageapparates gerecht zu werden.

Eine andere äußere Einwirkung, die zu über-

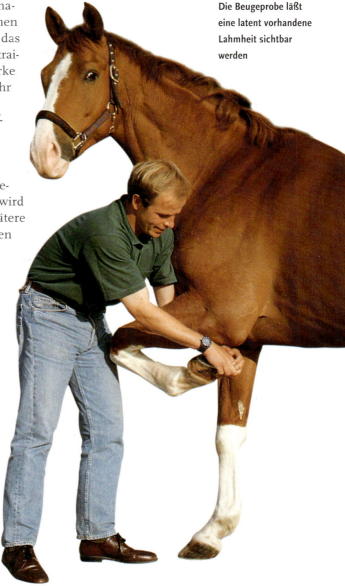

Die Beugeprobe läßt eine latent vorhandene Lahmheit sichtbar werden

URSACHEN VON LAHMHEITEN | 49

mäßiger Belastung führt, ist die Vernachlässigung der Hufkorrektur durch den Hufschmied. Nicht nur die Korrektur beispielsweise eines Bockhufes ist schon im Fohlenalter dringend notwendig, auch die Zehenrichtung sowie die Zehenachse müssen, wenn bei ihnen Fehler auftreten, frühestmöglich korrigiert werden. Wird bei einem älteren Pferd plötzlich eine Korrektur an diesen Linien vorgenommen, ist dies für das Pferd genauso unangenehm, als würde ein Mensch, der Zeit seines Lebens in Turnschuhen herumgelaufen ist, plötzlich gezwungen, nur noch Stöckelschuhe zu tragen. Eine spätere Korrektur ist vom medizinischen Standpunkt auch insofern gefährlich, da dies zu einer ungewohnten Verstellung in den Gelenken führen würde. Viele, auch röntgenologisch sichtbare Veränderungen finden also ihre Grundlage schon in der Aufzucht.

Zubildungen

Unabhängig vom Alter können beim Pferd folgende Veränderungen auf dem Röntgenbild erkannt werden: Zubildungen am Knochen, Chips, Zerstörungen der Knochenstruktur. Zubildungen am Knochen können z.B. Überbeine sein, die aber nur in Abhängigkeit von ihrer Lage zu Lahmheiten führen. Gefährlicher sind die Zubildungen, die von außen gar nicht zu sehen sind. Gemeint sind Veränderungen an den Gelenken. Ein Gelenk ist ein sehr empfindliches Gebilde, da es nur schlecht durchblutet wird. Geschützt sind die Gelenke nur durch die Gelenkflüssigkeit und durch den Knorpel. Der Knorpel ist eine ganz feine Schicht, die die Knochen in der Gelenkfläche überzieht. Dadurch wird diese sehr glatt und ermöglicht eine optimale Bewegung des Gelenkes. Eine zerstörte Knorpelschicht ist so gut wie gar nicht wiederherstellbar. Es entstehen Riefen und dadurch natürlich Unebenheiten, die sich als Hindernis im Gelenk darstellen. Durch diese Hindernisse wird der Knorpel immer weiter zerstört, und es kommt zu einer Entzündung. Ist der Knorpel zerstört, wird auch der Knochen selbst angegriffen. Der Knochen hat die Eigenschaft, sich selbst sehr schnell zu regenerieren. Das bedeutet leider nicht, daß er sehr schnell heilt, sondern nur, daß der Körper sofort beginnt Ersatzgewebe herzustellen. Dieses Ersatzgewebe, auch Callus genannt, »kittet« zunächst die defekte Knochenstelle. In seiner Form und Haltbarkeit und auch in der Belastbarkeit ist es jedoch nicht mit dem gesunden Gewebe zu vergleichen. Der Callus wird nach und nach vom Körper selbst wieder abgebaut und durch gesundes Gewebe ersetzt. Die Callusbildung ist z.B. an der Röhre oder am Kopf relativ unkompliziert, problematisch wird es jedoch, wenn sie in einem Gelenk stattfindet. Wie oben beschrieben, entspricht der Callus nicht der Form des gesunden Gewebes. Es entstehen Knochenwucherungen, die in den Gelenkspalt ragen und das Gelenk weiterhin schädigen und behindern. Das Krankheitsbild zeigt sich in verschiedenen Variationen.

SCHALE Die gefürchtetsten Knochenveränderungen im Gelenkbereich sind die Schale und der Spat. Von der Entstehung sind beide ungefähr gleich, nur in den Heilungsaussichten unterscheiden sie sich stark. Bis vor einigen Jahren galt Spat noch nahezu als Todesurteil, heute ist er jedoch gut behandelbar. Anders sieht es bei der Schale aus, hier ist die Prognose bei weitem ungünstiger. Die Schale findet an den Gelenken der Vorderglied-

Erst nach Abschluß des Wachstums sollte das Pferd voll belastet werden

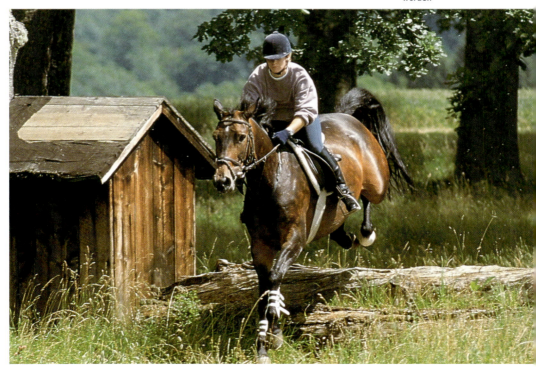

URSACHEN DER LAHMHEITEN

TIP

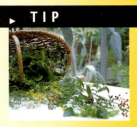

▶ **Kräuterheilkunde**

Pflanzen mit entzündungshemmenden, beruhigenden Inhaltsstoffen kräftigen den Gelenkknorpel und verbessern die Konsistenz der Gelenkschmiere. Man füttere täglich 50 g folgender Mischung: 250 g Ackerschachtelhalm, 200 g Beinwell, 250 g Goldrute, 100 g Schlüsselblume.

maße statt und wird je nach Ausbreitung als hohe oder tiefe Schale bezeichnet. Hier sind weniger die Gelenkspalten betroffen, als vielmehr die Ränder der Gelenke. Die unteren Gelenke wie Fesselgelenk und Krongelenk sind Gelenke, die relativ steif sind, so daß sie keine Rotationsbewegungen machen können. Dreht das Pferd nun sein Bein, so verursachen die Knochenveränderungen an den Rändern die Schmerzen. Demzufolge fällt die Lahmheit auch als erstes bei dem sogenannten Wendeschmerz auf. Schreitet die Schale weiter fort, dann werden die Knochenzubildungen auch von außen sichtbar.

SPAT Dieser findet immer am Sprunggelenk des Pferdes statt. An diesem Gelenk sind noch alle Anlagen zu erkennen, die das Pferd einmal in geraumer Vorzeit benötigt hat, als es noch mehrere Zehen hatte. Die Zehen haben sich im Zuge der Evolution zurückentwickelt. Betrachtet man jedoch einmal ein Sprunggelenk, dann wird man feststellen, daß es aus vielen kleinen Knochen besteht, die in mehreren Reihen angeordnet sind. Zwischen diesen Knochen sind Gelenkspalten zu erkennen, die früher sehr wichtig waren, da das Pferd damals seinen Fuß genau wie wir Menschen drehen konnte. Heute bezeichnen wir diese kleinen Gelenke als straffe Gelenke, das Pferd kann sich an dieser Stelle nicht mehr drehen. Wenn dort Knochenzubildungen entstehen, wirken sie sich sofort schmerzhaft aus. Ist das Pferd aufgewärmt und damit die Gelenkflüssigkeit in der Lage zu schmieren, verschwindet die Lahmheit. Dies geschieht allerdings nur im Anfangsstadium. Die Reiter sprechen dann davon, daß sich das Pferd einläuft. In den Gelenken wird die Knochenhaut im Verlauf der Krankheit so gereizt, daß immer neue Knochenwucherungen entstehen. Das betroffene Gelenk wächst so scheinbar zusammen. Die Lahmheit entsteht dadurch, daß durch die, wenn auch nur sehr geringe, Bewegung der straffen Gelenke die Knochenwucherungen scheuern und somit Schmerzen verursachen. Ist das Gelenk dagegen fest, scheuert nichts mehr, und das Pferd läuft wieder lahm- und schmerzfrei. Die Bewegung findet jetzt nur noch in dem großen Gelenkspalt statt.

CHIPS Eine andere Form der Zubildungen sind die im Volksmund als Chips oder Gelenkmaus bekannten Knochenstückchen. Chips können ehemals abgesplitterte Knochenteile oder aber auch Neubildungen sein. Diese Teilchen sind abgekapselt und von einer ganz glatten Haut überzogen. Meistens liegen sie an den Rändern von Gelenken. Selten führen sie allein zur Lahmheit, sie können jedoch durch einen Schlag oder zum Beispiel durch das Anstoßen an ein Hindernis in den Gelenkspalt gedrückt werden. Das Pferd geht dann sofort hochgradig lahm. Ist die Gelenkmaus gleich wieder »rausgeflutscht«, dann wird das Pferd auch nach kurzzeitiger spektakulärer Lahmheit schnell wieder lahmfrei sein.

Die Chips lassen sich in dem Fall, wo sie zur Lahmheit führen, gut chirurgisch entfernen. Sollten im Rahmen einer Ankaufsuntersuchung röntgenologisch Chips festgestellt werden, das Pferd aber noch lahmfrei sein, so empfiehlt es sich, die Kosten für eine eventuelle Operation vom Kaufpreis abzuziehen. Im Zuge der normalen Ankaufsuntersuchung ohne Röntgen können Chips jedoch nicht nachgewiesen werden. Die Provokationsproben, also die Beuge- und die Wendeproben, werden in erster Linie dazu gemacht, um Spat, Schale oder andere Lahmheiten, die bei Belastung entstehen, nachzuweisen.

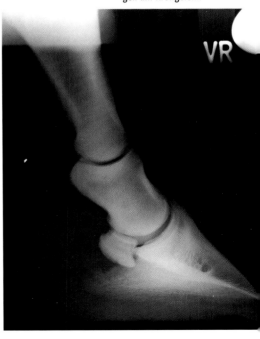

Seitliche Aufnahme eines Vorderbeins mit Knochenveränderungen am Krongelenk

Hufrollenentzündung

»Der hat Hufrolle«, lautet ein vernichtendes Urteil über ein Pferd. In der Tat ist diese Veränderung an den Knochen zwar verzögerbar, aber nie mehr heilbar. Anatomisch gesehen hat jedes Pferd eine Hufrolle. Gemeint ist hiermit die Funktionseinheit aus Strahlbein, dem Endabschnitt der tiefen Beugesehne und dem dazwischenliegenden Schleimbeutel. Von der Seite sieht es aus wie eine Umlenkrolle, daher auch der Begriff Hufrolle. Die Lahmheit entsteht nach einer durch eine Entzündung bedingten Rückbildung des Schleimbeutels. Danach kommt die Sehne direkt mit dem Strahlbein in Kontakt, wodurch Schäden an der Knorpelschicht entstehen. Um diese Entzündung zu beheben, wird das Strahlbein vermehrt von Gefäßen durchzogen, die sich als Verschattungen auf dem Röntgenbild darstellen. Wie beim Spat läuft sich auch ein Pferd

HUFROLLE

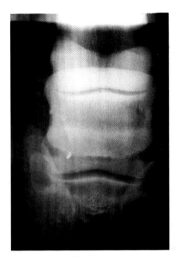
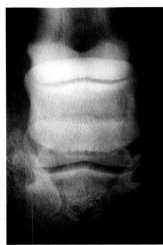

Gesunde Hufrolle   Krankhafte Veränderungen

mit einer Hufrollenentzündung zunächst ein. Die Lahmheiten sind auf hartem Boden eher zu erkennen als auf weichem. In der Anfangszeit verschwinden die Lahmheiten häufig wieder: Mal lahmen die Pferde und dann wieder nicht, mal springen sie und gewinnen, und dann halten sie wieder vor den kleinsten Sprüngen an. Es ist also nicht so wie bei einem Hufgeschwür, daß von Anfang an deutlich eine Lahmheit zu erkennen ist. Hierin liegt jedoch auch die größte Gefahr, denn wenn die Lahmheit erst permanent auftritt, dann sind die Heilungschancen sehr gering.

Außer der Lahmheit gibt es auch noch weitere Symptome, die als Alarmsignal gelten. Manche Pferde stellen immer ein Vorderbein extrem nach vorne, oder andere Pferde verlieren deutlich im Trab an Raumgriff. Sicher ist die Diagnose erst nach einer Betäubung durch den Tierarzt, der ein Betäubungsmittel so spritzt, daß das Pferd im Bereich des Strahlbeins keine Schmerzen mehr verspürt und dann lahmfrei vorgetrabt werden kann.

Manchmal entsteht hierbei noch ein anderes untrügliches Zeichen: die Umkehr. D.h., daß das Pferd nach der Spritze auf dem betäubten Bein lahmfrei geht und plötzlich auf dem anderen Bein anfängt zu lahmen.

Die einfachste Hilfe ist es, den Huf sehr steil zu stellen, etwas Polster mit einer Lederplatte unter den Huf zu bringen und ihm mit seitlichen Aufzügen das Abrollen zu erleichtern. Die nächste Therapie ist die Gabe von Cortison und Hyalorsäure direkt in das Hufgelenk. Die letzte Form der Hilfeleistung vor dem Schlachthof ist der Nervenschnitt. Eine Heilung gibt es nicht, es ist nur möglich, die Schwere der Lahmheit und der Schmerzen zeitlich in ihrem Auftreten zu verzögern.

Rückenprobleme

Daß eine Lahmheit aus dem Rücken kommt, wird häufig dann vermutet, wenn an den Pferdebeinen keine deutlichen Anzeichen für die Ursache der Lahmheit zu erkennen sind. Es gibt jedoch nur wenige wirklich gravierende Bewegungsstörungen, die ihre Ursache primär im Rücken haben. Hier wäre die Ataxie zu nennen oder Verletzungen, die von einem Unfall herrühren. Ein Pferd lahmt normalerweise nicht primär aus dem Rücken heraus, sondern sowohl die Verspannung als auch die Schmerzempfindlichkeit des Rückens sind immer nur Folgeschäden. In erster Linie die Folge von falschem Reiten und falschem Sattelzeug.

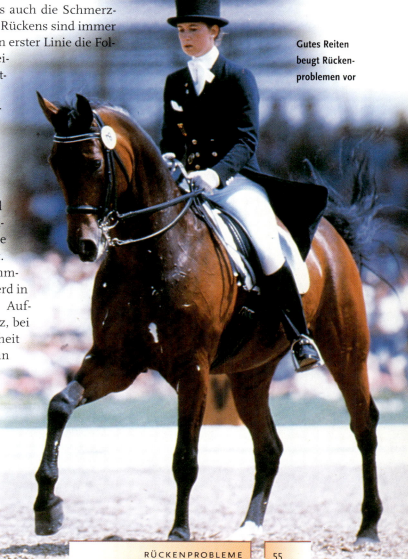

Gutes Reiten beugt Rückenproblemen vor

An dieser Stelle ist es wichtig, zunächst auf die zwei unterschiedlichen Formen der Lahmheit hinzuweisen. Es gibt sowohl eine Stützbeinlahmheit als auch eine Hangbeinlahmheit. Bei der Stützbeinlahmheit verspürt das Pferd in dem Moment des Auffußens den Schmerz, bei der Hangbeinlahmheit in der Phase, wenn das Bein in der Luft hängt.

Die Stützbeinlahmheit ist leicht zu erkennen, wenn wir beim Trab auf die Ohren oder

RÜCKENPROBLEME 55

▶ **Kriterien der Losgelassenheit:**

- ▶ Lockeres An- und Abspannen der Muskulatur
- ▶ Zufrieden tätiges Maul
- ▶ Abschnauben während der Arbeit
- ▶ Schwingender Rücken: Der Reiter kommt zum Sitzen
- ▶ Entspanntes Ohrenspiel
- ▶ Zufriedener Gesichtsausdruck des Pferdes
- ▶ Locker pendelnder Schweif
- ▶ Beim Zügel-aus-der-Hand-kauen-lassen deutliche Vorwärts-Abwärts-Dehnung des Halses

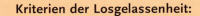
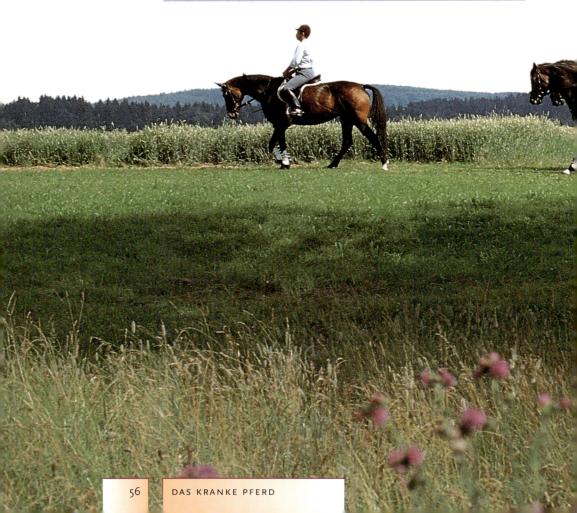

die Kruppe schauen. Immer dann, wenn das gesunde Bein auffußt, geht der Kopf oder die jeweilige Kruppehälfte herunter. Das Pferd fällt auf das gesunde Bein.

Die Hangbeinlahmheit hingegen sieht aus wie eine Stützbeinlahmheit auf der anderen Seite. Wenn das Pferd eine Hangbeinlahmheit hinten rechts hat, dann wird dies so aussehen wie eine Stützbeinlahmheit hinten links. Der Unterschied besteht jedoch darin, daß an der Kruppe oder am Kopf kein deutliches Absinken zu sehen ist.

Generell kann gesagt werden, daß Stützbeinlahmheiten immer dann bestehen, wenn die unteren Bereiche der Extremitäten betroffen sind. Verletzungen im Bereich Karpal- oder Sprunggelenk können sowohl eine Stützbein- als auch eine Hangbein-

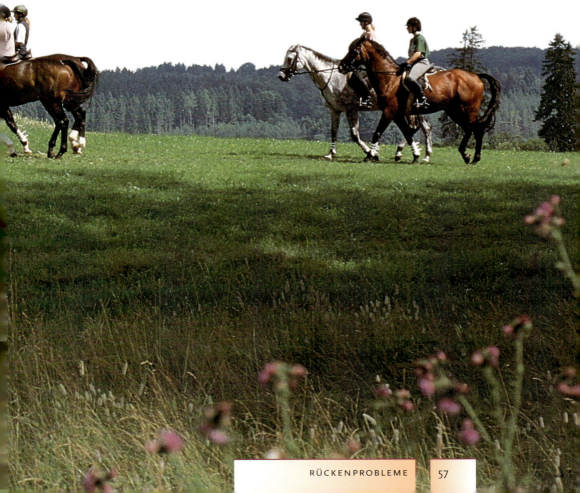

Ein Ausritt im Schritt am langen Zügel ist die beste Entspannung für den Rücken und die Psyche

RÜCKENPROBLEME 57

> **TIP**

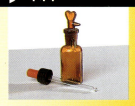

> **Bach-Blütentherapie**
>
> Cherry Plum gehört zu den fünf Angstblüten, die bei verkrampften und nervösen Pferden ihre Anwendung finden. Cherry Plum bringt dem Pferd Ruhe und Gleichgewicht, die Muskeln entspannen sich. Drei- bis viermal täglich verabreiche man jeweils 5 Tropfen auf trockenem Brot oder einem Stück Würfelzucker.

lahmheit hervorrufen. Lahmheiten, deren Ursachen höher sitzen, sind größtenteils Hangbeinlahmheiten.

KISSING SPINES Im Rückenbereich der Wirbelsäule eines Pferdes zeigen die ersten Dornfortsätze noch nach hinten. Je weiter hinten sie liegen, um so steiler werden sie. Kurz hinter dem Widerrist zeigt ein Dornfortsatz senkrecht nach oben, alle darauffolgenden zeigen nach vorne. Dieses Gebilde wird Brückenkonstellation genannt. Es ermöglicht dem Pferd auch, den Reiter zu tragen. Sinn des Ganzen ist, das enorme Gewicht der Eingeweide und bei Stuten zusätzlich das Gewicht der Leibesfrucht zu tragen. Wird das Pferd jedoch nicht in Losgelassenheit »über den Rücken geritten«, dann stoßen die Dornfortsätze zusammen. Passiert dieses über einen längeren Zeitraum, so werden die Kappen der Dornfortsätze so verletzt, daß auch hier Knochenwucherungen entstehen. Auf dem Röntgenbild sieht diese Erkrankung so aus, als würden sich die Wirbel berühren, man sagt auch, daß sich die Wirbel küssen. So entstand der Name Kissing Spines.

ZÜGELLAHMHEIT Weitaus häufiger findet jedoch eine andere Lahmheit ihre Ursache im Rücken des Pferdes: die Zügellahmheit. Sie ist vom Klinischen her gesehen eigentlich keine Lahmheit, da sich das Pferd ohne Reiter lahmfrei bewegt und nur mit Reiter diese Taktstörungen aufzeigt.

Wenn ein Pferd sich nicht vertrauensvoll an die Hand des Reiters herantreiben läßt, sondern wenn versucht wird, es mit der Hand in eine Beizäumung zu ziehen, dann wird der Hals nicht von dem gedehnten Nackenband getragen, welches den Hengsthals bildet, sondern von der Unterhalsmuskulatur. Ist diese jedoch angespannt, kann das Vorderbein nicht in vollem Raumgriff nach vorne fußen.

Nun ist es bekanntlich nicht das Vorderbein, welches die spektakulären Trabtritte verursacht, sondern das weit unter den Schwerpunkt fußende Hinterbein, dem das Vorderbein lediglich ausweicht. Kann das Vorderbein jedoch aufgrund der angespannten Unterhalsmuskulatur nicht ausweichen, so wird das Pferd, um sich nicht selbst in die Ballen zu greifen, die Hinterbeine auch nicht so weit vorführen. Das Vorführen der Hinterbeine geschieht nicht, wie häufig vermutet, durch die Muskulatur der Hinterbeine, sondern durch das Zusammenziehen der Bauchmuskeln, die das Hinterbein nach vorne ziehen. Dies geht jedoch nur, wenn die Rückenmuskulatur als Antagonist entspannt ist. Wenn das Hinterbein nicht unter den Schwerpunkt fußt, bewegt sich auch das Kreuzlendengelenk nicht, welches das Abknicken der Kruppe bewirkt. Nur bei abgewinkelter Kruppe ist der Bogen so gespannt, daß die Dornfortsätze nicht zusammenstoßen. Ist die Kruppe nicht gesenkt, ist die Rückenmuskulatur verspannt. Da sie jedoch in direktem Zusammenhang mit der Halsmuskulatur steht, kann diese sich bei verspannter Rückenmuskulatur nicht nach Vorwärts-abwärts dehnen, also strahlt die Unterhalsmuskulatur ein, womit sich der Kreis dann wieder schließt. In diesem Teufelskreis sind sowohl die Vordergliedmaßen extrem gefährdet, da solche Pferde ihre Last nicht auf dem Hinterbein tragen, als auch Schäden an der Rückenwirbelsäule durch die andauernden Verspannungen nicht zu vermeiden.

Es ist jedoch nicht immer die Reiterhand, die diesen Kreislauf startet, manchmal ist es auch ein falscher Sattel. Wenn der Schwerpunkt des Sattels nicht mit dem des Pferdes übereinstimmt, so entstehen Verspannungen. Den Schwerpunkt des eigenen Pferdes findet man, indem man über die Schulter eine gedachte Linie zieht, die nach oben weiter läuft. Ebenso wird eine gedachte Linie über den Hüfthöcker parallel zur Kruppe gezogen. Über dem Pferd kreuzen sich die beiden Linien. Durch ihren Schnittpunkt wird nun ein Lot gefällt, welches den ungefähren Schwerpunkt in der Sattellage des Rückens zeigt. Der auf dem Pferd liegende Sattel sollte an diesem Punkt des Pferdes seinen tiefsten Punkt haben. Wenn sich der Reiter mit seinem eigenen Schwerpunkt idealerweise mit dem des Sattels und des Pferdes in Übereinstimmung bringt, dann kann sich auch ein junges Pferd sehr gut ausbalancieren.

Nur ein Pferd, welches sich im Gleichgewicht mit seinem Reiter befindet, wird auch frei von Verspannungen laufen können. Wenn es frei von diesen Verspannungen ist, dann bewegt es sich taktrein, wie die Reiter sagen. Aus tierärztlicher Sicht ist jede längerfristige Beeinträchtigung des Taktes schon ein Alarmsignal für eventuell entstehende Schäden an Pferdebeinen und Rücken. Daß solche Verspannungen auch durch zu scharfe Gebisse in den falschen Händen hervorgerufen werden, klingt nach der oberen Erklärung logisch. Hier empfiehlt sich, wie auch beim Kauf eines Sattels, der Rat des Fachmannes.

RÜCKENPROBLEME

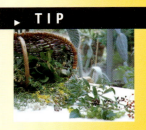

> **TIP**
>
> **Kräuterheilkunde**
>
> Umschläge wirken hervorragend gegen angelaufene Sehnen: Wasser und Essig werden zu gleichen Teilen erhitzt. In diese Mischung taucht man eine Kompresse und umwickelt die Beine des Pferdes damit. Darüber kommen Wollbandagen. Die Packung bleibt etwa zwei bis drei Stunden am Pferd und wird dann gegen einen Umschlag mit kaltem Wasser ausgetauscht. Sie kann am Pferd verbleiben, bis die Kompresse getrocknet ist.

Sehnenschäden

Zwar ist es vom anatomischen Gesichtspunkt her möglich, eine Sehne für sich allein zu sehen, aber vom klinischen Standpunkt muß sie immer in Abhängigkeit ihres Muskels, ihrer Sehnenscheide oder ihrer Schleimbeutel gesehen werden. Jeder Muskel verjüngt sich und geht in eine Sehne über. Deren Form und Länge ist von der Form, von der Lage und von der Funktion des Muskels abhängig. So gibt es Muskeln, die sehr kurze und damit kaum sichtbare Sehnen haben, andere wieder gehen in eine breite Sehnenplatte über.

Für den Reiter sind die wichtigsten Sehnen die oberflächliche und die tiefe Beugesehne an den Vorderbeinen. Diese Sehnen sind relativ lang und ziehen als Strang vom Unterarm hinten über das Vorderfußwurzelgelenk über den Fesselkopf bis an die Fessel beziehungsweise an das Hufbein. Sie bestehen aus vielen einzelnen Fasern, die zusammen die Zug- und Reißfestigkeit der Sehnen bedingen. Diese ist zwar sehr stark, aber eben auch nicht unbegrenzt. Nicht so stark ist dagegen die Widerstandsfähigkeit der Sehnen gegen mechanische Druck- und Reibungseinflüsse. Deshalb sind die Sehnen dort, wo sie über die Knochenpunkte laufen, immer mit sogenannten Sehnenscheiden umhüllt oder von Schleimbeuteln unterlagert. Die Sehnenscheiden beinhalten eine Flüssigkeit, die den Druck oder die Reibung von der Sehne

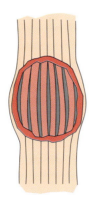

Hochschmerzhafter Bluterguß innerhalb der Sehne. Heilbar

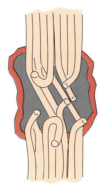

Teilzerreißung. Heilung sehr langfristig anzusetzen

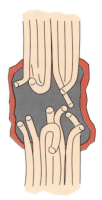

Vollständige Zerreißung. Bei Beugesehnen Heilung sehr fraglich

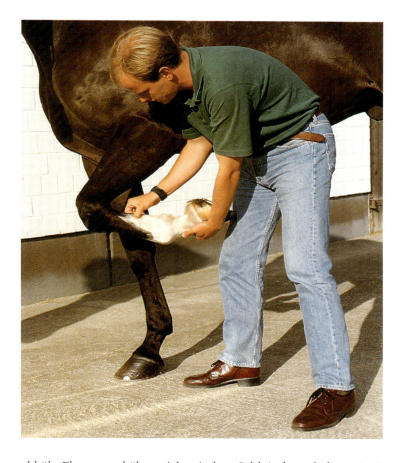

Abtasten der Sehnen

abhält. Ebenso verhält es sich mit dem Schleimbeutel, der, mit einer der Gelenkflüssigkeit ähnlichen Masse gefüllt, der Sehne als Polster dient. Bei Überbeanspruchung der Sehnen reagieren immer zuerst die Sehnenscheiden, die sich dann an Umfang vermehren und mit etwas höherer Temperatur darstellen. Nach kurzem Kühlen und einer Pause schwellen sie wieder ab. Auch wenn die Anschwellung sehr schnell wieder schwindet, darf dieses erste Alarmsignal nicht ignoriert werden.

Entzündungen an den Schleimbeuteln sind leider nur durch Zufall zu erkennen. Meist entsteht eine Lahmheit erst nach ihrer vollständigen Degeneration, so daß eine Wiederherstellung des Schleimbeutels dann nahezu unmöglich ist. Die eigentlichen Seh-

SEHNENSCHÄDEN   61

nenschäden hängen in ihrer Stärke und damit auch in ihrer Prognose von der Anzahl der zerstörten Sehnenfasern ab. Sie können von einer kleinen Reizung bis hin zum völligen Sehnenabriß, dem Niederbruch reichen.

Sehnen sind sehr schlecht durchblutet, und dadurch ist ihre Heilung auch sehr langwierig. Neben der tierärztlichen Versorgung sind Ruhe und Geduld das wichtigste. Es ist bestimmt nicht übertrieben und nur zum Wohle des Pferdes, wenn bei einem akuten Sehnenschaden knapp ein Jahr bis zur völligen Wiedergenesung angesetzt wird. Neben der Ruhe ist das kontrollierte Wiederantrainieren des Pferdes von entscheidender Wichtigkeit.

Wenn ein Sehnenschaden nicht durch einen Unfall entstanden ist, also beispielsweise dadurch, daß sich das Pferd selber in die Sehnen tritt, ist die Ursache eigentlich nie im Bereich der Sehnen zu suchen, sondern immer bei der dazugehörigen Muskulatur. Wenn ein Muskel verspannt oder ermüdet ist, dann hat er nicht mehr die Elastizität, einen übermäßigen Zug an der Sehne auszugleichen. Die Elastizität der Sehne ist nur sehr gering, und so kommt es bei übermäßigem Zug zu Zerreißungen einzelner Fasern. In dem verletzten Bereich wird Flüssigkeit eingelagert, die das Erscheinungsbild des Sehnenschadens bestimmt.

Bei einer Beschädigung der oberflächlichen Beugesehne zeigt sich der sogenannte Bogen auf der Sehne, eine Schwellung, die nach hinten heraus sichtbar wird. Ist die tiefe

Kühlung ist bei Sehnenschäden zugleich Prophylaxe und Therapie

Beugesehne betroffen, stellt sich die Schwellung beidseitig der Röhre im Bereich der Verletzung dar. Durch den Einsatz von Salben kann die Schwellung sehr schnell zurückgehen, und das Pferd tritt zunächst wieder lahmfrei auf. Zu beachten ist jedoch, daß sich die eigentliche Verletzung beim Abtasten der Sehne als kleiner Knoten darstellt, der, wenn er gedrückt wird, das Pferd zu einer Schmerzreaktion veranlaßt. Bis er völlig verschwunden ist, ist die Sehne bei Belastung für einen größeren Sehnenschaden anfällig.

Brüche

Ein Pferd mit einem gebrochenen Bein ist wohl das Schrecklichste, was einem Reiter passieren kann. Nun ist in der heutigen Zeit aber nicht mehr jeder Bruch mit einem Todesurteil gleichzusetzen. Ob nun aus kaufmännischen Gründen, wie zum Beispiel bei einem guten Deckhengst oder bei einer besonderen Stute, oder aus einer persönlichen Bindung heraus, es gibt immer mehr Pferdebesitzer, die ihrem Pferd trotz eines Bruches die Chance geben, wieder gesund zu werden, auch wenn die volle Leistungsfähigkeit nicht wiederhergestellt werden kann. Im Gegensatz zu den Menschen kann ein Pferd eben leider nicht einmal mehrere Wochen eingegipst und ins Bett gelegt werden. Durch die andauernde Belastung, allein schon im Stehen, ist es sehr schwer, ein Pferd zu heilen.

GRIFFELBEINBRUCH Aber nicht jeder Bruch ist gleich ein Beinbruch. Es gibt viele Brüche, die häufig vorkommen und die nach ihrer Behandlung auch komplett wieder ausheilen. Zunächst ist hier der Griffelbeinbruch zu nennen. Die Griffelbeine liegen auf der Rückseite des Röhrbeins. Pro Bein gibt es zwei Griffelbeine. Sie sind die Rudimente des ehemaligen Zeigefingers und des ehemaligen Mittelfingers, die im Verlauf der Evolution des Pferdes funktionslos geworden sind. Vor allem aus statischer Sicht sind sie heute noch von unschätzbarem Wert für das Pferd. Wie bereits angesprochen, überträgt das Karpalgelenk seine Breite von dem Unterarm auf die bei weitem schmalere Vorderröhre. Damit diese mit der Vielzahl ihrer Knochen nicht auseinanderreißt, wenn sie beim Auffußen keinen Gegenpol hat, wird die Ge-

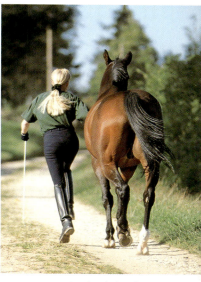

Durch Arbeit auf hartem Boden kann die Sehne wieder antrainiert werden

lenkfläche der Röhre durch die Griffelbeine vergrößert. Die Griffelbeine sind größtenteils mit den Röhrbeinen verbunden. An zwei Stellen weichen sie jedoch von diesem ab: Zum einen wenige Zentimeter unter ihrem oberen Ende und zum anderen mit ihrem gesamten unteren Ende. Dieser untere Bereich ist zwar biegsam, da der Knochen nur wenige Millimeter dick ist, doch gerade dadurch auch sehr verletzungsanfällig. Im oberer Bereich ist er zwar dicker, dafür aber auch nicht so biegsam, so daß auch hier Verletzungsgefahr durch Tritte und Anstoßen an harte Gegenstände besteht. Ist das Griffelbein gebrochen, so wird es, da es sonst zu Reizungen und Überbeinen sowie zu einer dauernden Lahmheit führen würde, chirurgisch entfernt. Dieser Eingriff ist relativ unkompliziert, und das Pferd erhält seine volle Leistungsfähigkeit zurück. Da nur der untere Teil des Griffelbeins entfernt wird, bleibt die Funktion als Verbreiterung der Gelenkfläche erhalten. Zur Unterstützung des Griffelbeinrestes und dadurch, daß die Knochenhaut häufig in Mitleidenschaft gezogen wurde, kann es zu einem Überbein an der Stelle kommen, wo früher der Kno-

Das Röntgenbild gibt Aufschluß über die Veränderung am Knochen

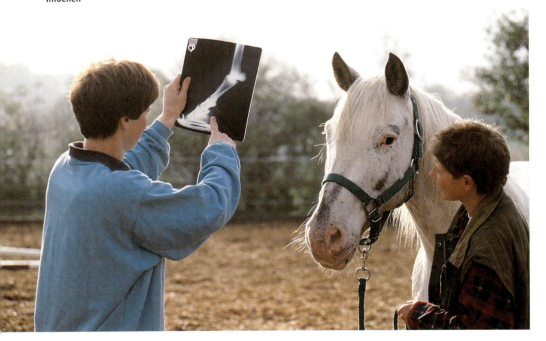

64 DAS KRANKE PFERD

chen war. Das ist aber ein reiner Schönheitsfehler und wird kaum eine Lahmheit zur Folge haben.

FESSELBEINBRUCH Ein anderer Bruch, dessen Heilungschancen weniger günstig sind, ist der Fesselbeinbruch. Dieser Bruch entsteht meist nicht durch einen Unfall, sondern ist die Folge einer Vorschädigung. Fesselbein und Kronbein sind mit einen Gelenk verbunden, welches keine Drehbewegungen ausführen kann, da in der Mitte ein Kamm in die gegenüberliegende Gelenkfläche ragt. Vorstellen kann man sich dies wie eine Axt, die jemand in ein Holzstück treibt. Wenn man nun beginnt, an dieser Axt zu drehen, während das Holzstück fixiert wird, dann entstehen dort viele kleine Risse, und irgendwann platzt es auseinander. So ähnlich läuft der Prozeß im Pferdebein auch ab. Durch das ständige kurze Herumdrehen um ein auf dem Boden stehendes Bein, zum Beispiel beim Putzen auf der Stallgasse, entstehen im Knochen diese kleinen Haarrisse als Vorschädigung. Das Problem ist, daß diese Schädigung weder sichtnoch fühlbar ist.

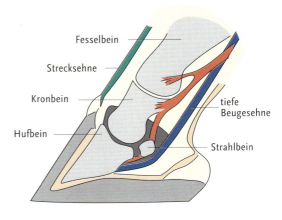

Querschnitt durch den Huf des Pferdes

Ganz gefährlich sind Springprüfungen, bei denen die Pferde auf Zeit durch einen schweren, verwinkelten Parcours gejagt werden. Es ist Gift für das Fesselbein, wenn das Pferd aus hohem Tempo über einen Sprung kommt und auf dem landenden Bein, welches schon die ganze Last zu tragen hat, noch in der Wendung gedreht wird. Aber auch in der Dressur gibt es Gefährdungen. Normalerweise sollte aus jeder Lektion eine höhere entwickelt werden können oder aber eine niedrigere verbessert werden. Nur auf eine Lektion trifft dieses nicht zu – die Vorhandwendung. Während der Reiter bei der Hinterhandwendung noch das Abfußen der Hinterbeine bestimmen kann, so wird das Pferd bei der Vorhandwendung nur auf dem Vorderbein gedreht. Der Fesselbruch tritt dann plötzlich beim Galoppieren auf der Weide auf, wo das Pferd vielleicht einmal unachtsam das Bein verkantet hat. Häufig handelt es sich bei dieser Fraktur um einen Trümmerbruch, der gleichzeitig das Todesurteil für das Pferd bedeutet.

BRÜCHE

TIP

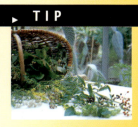

▶ **Kräuterheilkunde**

Um Verdauung und Appetit des Pferdes anzuregen, gibt man über zwei Wochen täglich 50 g folgender Kräutermischung:
300 g Brennessel,
60 g Enzian,
150 g Löwenzahn,
150 g Salbei,
100 g Thymian.

▶ **Der Verdauungsapparat**

Der Verdauungsapparat beginnt im Prinzip mit den Lippen des Pferdes und endet mit dem Austritt des Kotes. Die eingespeichelte und durch die Mahlzähne zerkleinerte Nahrung gelangt in die Speiseröhre. Die Speiseröhre ist ein muskulöser Schlauch, der die Nahrung durch das Zusammenziehen seiner Muskulatur weiter in Richtung Magen drückt. Der Magen eines Pferdes ist im Vergleich zu der Größe des Tieres sehr klein. In ihm wird die Nahrung mit Magensäuren versetzt und dann sehr schnell weiter in den Dünndarm transportiert. Bei der Passage durch den Dünndarm beginnt die eigentliche Verdauung, also die Nährstoffgewinnung. Vom Dünndarm gelangt die Nahrung in den Blinddarm. Der Blinddarm ist beim ausgewachsenen Pferd ca. einen Meter lang und an seiner dicksten Stelle ca. einen halben Meter breit. Seine Öffnung ist allerdings nur ungefähr so groß wie ein Fünfmarkstück. Er dient dem Pferd als Gärkammer, die das Pferd ursprünglich brauchte, um die schwer zersetzbare Rohfaser des Steppengrases aufzuschließen. Vom Blinddarm aus geht es weiter in den Dickdarm, von wo aus die in den Kot umgewandelte Nahrung über den Mastdarm ausgeschieden wird. Die Gesamtlänge des Darmes beträgt ungefähr einundzwanzig Meter. Die Darmteile sind teilweise miteinander verbunden, teilweise sind sie an der sogenannten Gekrösewurzel aufgehängt, und wieder ein anderer Teil liegt lose, aber in einer gewissen Ordnung in der Bauchhöhle.

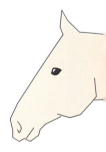

Der Pferdebesitzer sollte ruhig auch einmal wie der Tierarzt sein Pferd abhorchen, um die Darmgeräusche zu hören, wenn das Pferd gesund ist. Zum Abhorchen wird das Pferd gedanklich in vier Quadranten geteilt. Diese vier Quadranten sind links oben und unten und rechts oben und unten. In den unteren Quadranten ist die Peristaltik (Darmbewegung oder eigentlich die Bewegung der Nahrung in dem Darmabschnitt) des Dünndarmes zu hören. In dem rechten oberen Quadranten hört der Untersuchende ungefähr in der »Hungergrube« des Pferdes den Blinddarm. Das Öffnen und die dabei vorgehende Be- und Entladung des Darmes hört sich ähnlich an wie

DAS KRANKE PFERD

das Glucksen beim Umschütten einer Flüssigkeit von einem in ein anderes Behältnis. Dieses Geräusch ist beim gesunden Pferd ca. drei- bis viermal pro Minute zu hören. Im linken oberen Quadranten sind die Geräusche des Dickdarmes zu hören. Wenn ein Pferd ohne Phonendoskop abgehört werden soll, ist es zur Sicherheit des Abhörenden wichtig, daß dieser mit Blickrichtung zu den Hinterbeinen steht. Er sollte, besonders am Unterbauch, zunächst seine Hand dort hinlegen, wo er beabsichtigt abzuhören, da manche Pferde dort sehr kitzlig sind.

Neben der Beurteilung der gesunden Darmgeräusche kann natürlich auch die Beschaffenheit des Kotes etwas über die Verdauung des Pferdes aussagen. Sinnvoll ist es deshalb, zu wissen, wie die Pferdeäpfel normalerweise aussehen, welche Konsistenz sie haben und wie ihre Farbe ist. Während die Farbe je nach Ernährung in ihrer Intensität unterschiedlich sein kann (meist ist sie oliv), sollte der Apfel deutlich geformt sein, nur wenig unverdaute Körner enthalten, weich, aber nicht breiig sein und einen aromatischen Geruch besitzen.

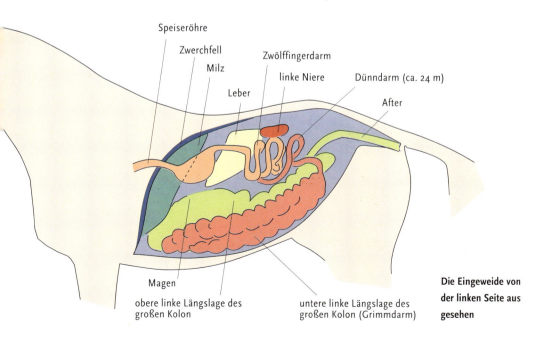

Die Eingeweide von der linken Seite aus gesehen

Zu dick oder zu dünn

Es ist immer schwer, zu beurteilen, ob ein Pferd zu dick oder zu dünn ist. Häufig hängt es auch von dem subjektiven Empfinden des Besitzers ab. Ein Vielseitigkeitsreiter wird ein gut genährtes Dressurpferd wohl genauso für zu fett halten wie umgekehrt ein Dressurreiter einen Vollblüter für zu mager. Und weitaus wichtiger für die Beurteilung ist neben dem Verwendungszweck noch die Tatsache, wie das Pferd gezüchtet wurde. Ist es eher stark blutgeprägt oder steht es eher im altmodischen, etwas stabileren Typ?

Wichtig ist bei aller Subjektivität, daß ein Pferd aufgrund seiner Ernährung keinen Schaden nimmt. Eine alte Bauernregel besagt, daß ein Pferd dann richtig ernährt ist, wenn die Rippen nicht sichtbar, aber fühlbar sind. Diese Regel ist jedoch nicht auf jeden Reitpferdetyp übertragbar. Wichtige Zeichen sind die Hungergruben, die sich hinter dem letzten Rippenbogen und vor den Hüfthöckern befinden. Sie dürfen nicht eingefallen sein. Ein weiteres Zeichen zeigt sich bei der Betrachtung der Innenseiten der Hinterbeine. Sie müssen aufeinanderreiben, so daß der Beckenboden des Pferdes nicht sichtbar ist.

Einer der entscheidensten Punkte ist jedoch der Gesamteindruck. Wenn ein Pferd einen unterernährten Eindruck macht, dann sind über den Augen tiefe Gruben zu erkennen, das Fell ist stumpf und struppig, und dem Tier fehlt es gänzlich an Frische. An den Knochenvorsprüngen wie Ellenbogen und Hüfthöcker sind dann sogenannte Dekubitusstellen sichtbar, also vom Liegen aufgescheuerte Hautpartien. Sie entstehen dadurch, daß an diesen markanten Knochenteilen zu wenig Fettgewebe als Polsterung eingelagert ist. Viele dieser Punkte können jedoch auch mit dem Alter des Pferdes zusammenhängen, oder manche, wie zum Beispiel das Einfallen in der Hüftregion, stehen in engem Zusammenhang mit der Trächtigkeit einer Stute. Bei vielen Pferden sind die Rippen sichtbar, und sie haben trotzdem einen Hängebauch. Dies ist das Resultat einer Weidehaltung mit zu wenig Arbeit oder eines Trainings, welches die Pferde nicht animiert, »über den Rücken zu gehen«.

Das Sicherste ist immer noch, sich zusammen mit dem Backgroundwissen um das Pferd, also Alter, Haltungsbedingungen und eventuell Trächtigkeit, einen optischen Gesamteindruck zu verschaffen. Wann ein Pferd nun zu dick ist, hängt ebenfalls

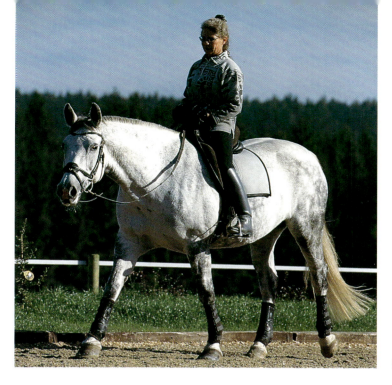

Eindeutig zu dickes Pferd

von der Zucht ab. Betrachtet man einmal Kaltblüter, Norweger oder Shettis, so wird man im Verhältnis zu einem Vollblüter oder einem im eleganten Reitpferdetyp stehenden Pferd immer denken, diese seien zu fett, und würde ihnen damit unrecht tun. Wichtig ist jedoch auch hier, daß das Pferd keinen Schaden nimmt, denn jedes Kilo zuviel belastet die Beine, jeder Muskel, der zu groß ist und zu sehr durchfettet ist, wird zu wenig durchblutet und arbeitet deshalb zu schnell im anaeroben Bereich. Dieser anaerobe Abbau von Kohlenhydraten führt zur Bildung von Milchsäure, die für den Muskelkater verantwortlich ist und deshalb zu Verspannungen führt. Auch ermüdet ein zu dicker Muskel schnell und verliert dadurch seine Elastizität, was wiederum zu Sehnenproblemen führen kann. Ganz wichtig ist die Belastung der inneren Organe wie Herz und Lunge, die mit den Gewichtsmassen überfordert sind und deshalb Kreislaufschwächen beim Pferd hervorrufen. Um den Ernährungszustand des eigenen Pferdes zu beurteilen, sollte man immer auch auf den Rat anderer hören, um der durch den täglichen Umgang mit dem Pferd entstehenden »Betriebsblindheit« zu entgehen.

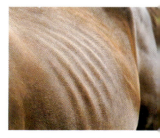

Sind die Rippen so sichtbar, ist das Pferd zu dünn

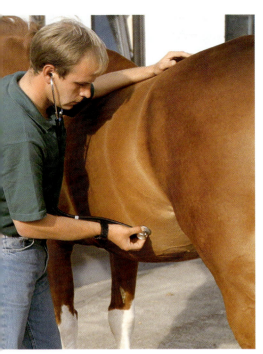

Untersuchung der Darmgeräusche

Schlundverstopfung

Wer sich einmal genau die Anatomie eines Pferdes anschaut, der wird beobachten können, daß die Nahrung im Rachenraum eine Kreuzung passieren muß. Der Weg von der Maulhöhle zur Speiseröhre wird von dem Weg der Atemluft von den Atemgängen zur Luftröhre unterbrochen. Das Gaumensegel verhindert, daß beide Wege gleichzeitig geöffnet sind.

Die Schlundverstopfung entsteht dadurch, daß ein zu großer Futterbrocken, wie z. B. ein nicht geteilter Apfel, abgeschluckt wird, der dann die Speiseröhre verstopft. Das Pferd bemüht sich durch ständiges Anspannen der Muskulatur der Speiseröhre, diesen Futterklumpen hinunterzuwürgen. Es kommt zu Krämpfen im Bereich des Kehlkopfes. Da das Würgen nicht ausreicht, um die verstopfte Speiseröhre frei zu bekommen, produziert das Pferd immer mehr Speichel und schluckt diesen ab. Durch diesen Vorgang wird die Speiseröhre immer weiter gefüllt, so daß ihr Inhalt in die Luftröhre »überschwappt«. Durch die Belastung der Atemwege beginnt das Pferd zu husten und treibt so einzelne Futterstückchen, wie zum Beispiel Haferkörner, durch die Nasengänge in die Nüstern. Diesen Gesamtvorgang nennen wir eine Schlundverstopfung. Um sich Atemluft zu verschaffen, hält das Pferd den Kopf gesenkt, und in den Nüstern wird ein Gemisch aus Schleim, Futterpartikeln und Blut sichtbar. In dieser Haltung würgt das Pferd und hustet, während es gleichzeitig um Atemluft ringt. Durch diese Belastung fängt es zudem sehr stark zu schwitzen an.

Als erstes muß schnellstens der Tierarzt alarmiert werden, da eine Schlundverstopfung lebensgefährlich werden kann. Bis zum Eintreffen des Tierarztes kann versucht werden, durch Massieren der Speiseröhre in Richtung Kopf die Verstopfung zu lösen. Der Tierarzt spritzt dem Pferd ein entkrampfendes Mittel und wird versuchen, die Verstopfung zu lösen. Nach der Behandlung bedarf das Pferd der sorgfältigen Beobachtung.

Kolik

Kolik ist ein Sammelbegriff für eine Erkrankung des Magen-Darmtraktes. Die Koliksymptome müssen aber nicht primär auf eine solche Erkrankung zurückzuführen sein. Auch andere Erkrankungen können kolikartige Symptome zeigen. Eine Kolik ist immer ein Notfall! Auch wenn sie noch so leicht beginnt, kann sie doch zum Tode des Pferdes führen. Bei einer Kolik muß der Tierarzt sofort gerufen werden.

Ausgehend von der Kolik als Magen-Darmerkrankung können zunächst zwei Koliktypen unterschieden werden: a) die Dickdarmkolik und b) die Dünndarmkolik. Von der Symptomatik her sind beide gleich, die Dünndarmkolik verläuft jedoch meist dramatischer und ist im allgemeinen die gefährlichere.

Für den Pferdebesitzer ist es wichtig, eine Kolik beurteilen zu können. Dabei nützt keine Aufregung, sondern nur sachliches Beobachten und das Weitergeben dieser Fakten an den Tierarzt. Kolik ist für viele Pferdebesitzer immer noch ein Begriff, der mit dem Verlust des Pferdes gleichgesetzt wird. Heute können jedoch die meisten Koliker bei rechtzeitiger Behandlung gerettet werden.

BEHANDLUNG DER KOLIK Es gibt unzählige verschiedene Entstehungsformen und Ursachen für Koliken. Die Behandlung einer Kolik erfolgt daher immer symptomatisch, d.h., daß die Anzeichen, also die Schmerzäußerungen, behandelt werden und dadurch die Ursache behoben wird. Hierbei wird zunächst nicht auf die Herkunft geachtet. Erst wenn ein Pferd kolikanfällig ist, also häufiger Koliken hatte, wird sich der Tierarzt Gedanken machen, worauf diese zurückzuführen sind. Natürlich wird er auch bei der ersten Kolik bei der sogenannten Anamnese (der

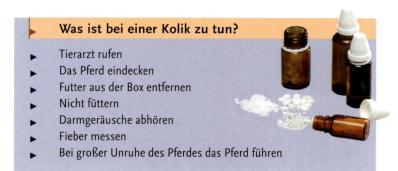

Was ist bei einer Kolik zu tun?
- Tierarzt rufen
- Das Pferd eindecken
- Futter aus der Box entfernen
- Nicht füttern
- Darmgeräusche abhören
- Fieber messen
- Bei großer Unruhe des Pferdes das Pferd führen

▶ **TIP**

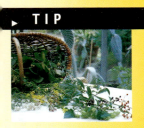

▶ **Kräuterheilkunde**

Bei Kolikanfälligkeit mischt man zum Entkrampfen der Darmmuskulatur 50 g Anis, 100 g Kamille, 100 g Melisse, 100 g Salbei, 200 g Schafgarbe. In Belastungszeiten verabreicht man von dieser Kräutermischung 50 g pro Tag.

Befunderhebung) nachfragen, ob irgend etwas vorgefallen ist, was die Kolik verursacht haben könnte.

Bei der Untersuchung hört der Tierarzt zunächst das Pferd ab. Dabei ist nicht nur die Beurteilung der Darmgeräusche wichtig, sondern auch das Herz. Er überprüft den Kreislauf des Pferdes, indem er sich die Maulschleimhaut und die Schleimhaut um die Augen herum ansieht. Auch der Puls ist ein gutes Hilfsmittel, um den Allgemeinzustand des Pferdes zu beurteilen. Abschließend wird eine Rektaluntersuchung durchgeführt. Hierzu zieht sich der Tierarzt aus hygienischen Gründen eine langen Handschuh an, schmiert diesen mit Gleitgel ein und faßt dann durch den After in den Darm. Ein Laie würde hierbei lediglich die Aussage »dunkel, warm und feucht« machen können. Der Tierarzt fühlt jedoch die einzelnen Darmabschnitte, kennt deren Lage und bemerkt sofort Veränderungen irgendwelcher Art. Er beurteilt den Kot des Pferdes, den er aus dem Mastdarm holt.

In den meisten Fällen bekommt das Pferd ein Schmerzmittel und ein entkrampfendes Mittel. Danach wird die Nasenschlundsonde geschoben. Dies sieht für den Laien immer sehr spektakulär aus, es stört das Pferd aber nur im unteren Bereich der Nasengänge, da es dort kitzelt. Beim Schieben der Sonde bläst der Tierarzt Luft in sie hinein und veranlaßt das Pferd dadurch zu schlucken. Diese Schluckbewegungen sind an der Sonde fühlbar, und wenn sie sich auch noch seitlich am Pferdehals unter der Haut zeigt, weiß der Tierarzt, daß sie richtig liegt. Es kann aber durchaus passieren, daß die Sonde in die Luftröhre gelangt. Das Pferd beginnt dann zu husten, und die Lage der Sonde muß korrigiert werden. Liegt sie im Magen, so sind durch sie hindurch die Magengeräusche hörbar. Ehe nun die Therapie begonnen wird, wird etwas lauwarmes Wasser über einen Trichter in die Sonde gegossen, welches sofort wieder abgelassen wird. Dies hat den Sinn, sollte eine Magenüberladung vorliegen, daß der Mageninhalt gleich hinterherkommt.

Wenn keine Magenüberladung vorliegt, gibt der Tierarzt Wasser und Parafinöl ein, um die Verstopfung im Darm damit aufzulösen und durch das Parafinöl leicht weitergleiten zu lassen.

KOLIK ERKENNEN Wie erkennt man nun eine Kolik? Koliken haben viele Erscheinungsformen: Die »normale« Kolik äußert sich dadurch, daß sich das Pferd wälzt, daß es unruhig ist und scharrt, daß es sich zum Bauch umschaut und daß es flehmt. All diese Anzeichen können vorhanden sein, müssen es aber nicht. Manche Pferde stehen einfach nur apathisch in der Box. Es ist das Einfühlungsvermögen dessen, der mit dem Pferd umgeht, zu erkennen, daß das Pferd nicht in Ordnung ist. Allen gemein ist, daß sie bei einer Kolik keine Nahrung aufnehmen, aber Vorsicht, die Möhre oder den Apfel nehmen sie trotz Schmerzen!

Von der Diagnose einfacher sind die schwerwiegenden Koliken. Bei ihnen wirft sich das Pferd hin, schwitzt sehr stark und stöhnt. Bei dieser Form der Kolik handelt es sich in den seltensten Fällen um eine Verstopfungskolik (in der Fachsprache Anschoppung genannt), sondern meist um eine Kolik, die vom Dünndarm herrührt.

ERSTE HILFE Was ist bei einer Kolik zu tun? Es stellt sich immer die kontroverse Diskussion um Führen oder Nicht-Führen. Wie schon erwähnt, liegen Teile des Darmes lose in der Bauchhöhle. Sind diese nun verstopft und der Darm gerät durch häufiges Wälzen so in Bewegung, daß er umkippt, dann schnürt er sich beidseits der verstopften Stelle wie Bonbonpapier zu. In diesem Fall kann nur noch eine Operation das Leben des Pferdes retten.

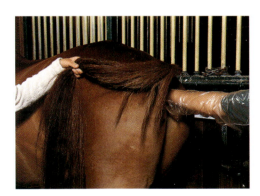
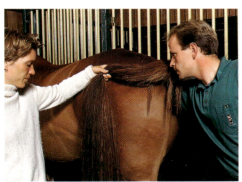

Der Handschuh schützt vor Infektionen   **Rektale Untersuchung**

Es gilt nun also abzuwägen, wann der Darm einer größeren Bewegung ausgesetzt ist – beim Führen oder in der Box. Legt sich ein Pferd ruhig hin und steht nach einigen Minuten wieder auf, dann ist es sicher besser, es bis zum Eintreffen des Tierarztes in der Box zu lassen.

Kreuzverschlag

Kreuzverschlag wird auch Feiertagskrankheit, Schwarze Harnwinde oder fachlich Lumbago genannt. Verschlag kann überall in der Muskulatur vorkommen, zeigt sich aber beim Pferd in erster Linie in der Lenden- und Kruppenmuskulatur.

SYMPTOME Die Krankheit äußert sich dadurch, daß das Pferd in der Bewegung plötzlich schwerfällig wird und sich eine Steifheit der Hinterbeine zeigt. Nach kurzer Zeit will sich das Pferd überhaupt nicht mehr bewegen. In ganz extremen Fällen steht es mit den Hinterbeinen auf den Zehenspitzen. Der Verschlag kann bis zu einer Ataxie führen, bei der das Pferd die Hintergliedmaßen nicht mehr koordinieren kann. Es fällt dann hin und ist unfähig, wieder aufzustehen. Selbst wenn es hochgetrieben wird, bricht es nach kurzer Zeit wieder zusammen. Der Urin ist bei einem so stark erkrankten Pferd dunkel gefärbt. Bis zum Eintreffen des Tierarztes darf das Pferd so gut wie nicht bewegt werden. Natürlich kann es aus der Reithalle in die Box gebracht werden, aber falls der Verschlag während eines Ausrittes weit entfernt vom Stall auftritt, dann darf es nicht noch nach Hause geführt werden.

Wetterfeste Lagerung von Futter ist aktive Gesundheitsvorsorge

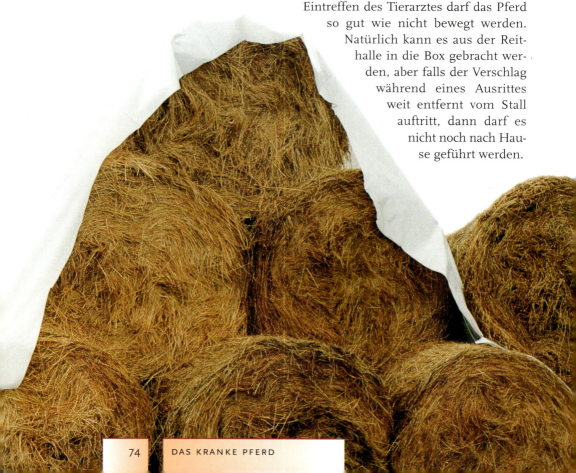

DAS KRANKE PFERD

Erste Hilfe bei Kreuzverschlag

▶ Das Pferd nicht bewegen, zumindest nicht nach Hause reiten
▶ Das Pferd eindecken
▶ Wenn vorhanden, sollte das Pferd unter ein Solarium gestellt werden
▶ Tierarzt rufen
▶ Nicht füttern

URSACHEN Die Entstehung der Krankheit kann verschiedene Ursachen haben. Feiertagskrankheit wird sie deswegen genannt, weil sie in Verbindung mit einer Überfütterung und mangelnder Bewegung entstehen kann. Denkt man einmal an die Weihnachtstage: Heiligabend ist noch so viel zu erledigen, daß keine Zeit besteht, das Pferd zu arbeiten, aber eine Extraration soll es doch geben, denn es ist ja Weihnachten. Am Ersten Feiertag ist wegen Verwandtenbesuches die Zeit zum Reiten ebenfalls zu knapp, aber eine Extraportion beim Zeigen des Pferdes gibt es doch. Am Zweiten Feiertag findet dann das Weihnachtsreiten statt, und da viele zuschauen, wird eben etwas länger gearbeitet als sonst, und schon kann das Pferd Kreuzverschlag haben.

Medizinisch ist dies so zu erklären, daß das Pferd mit dem Abbau der Nahrung so beansprucht wird, daß es nicht noch zusätzlich eine ungewohnte Leistung bringen kann. In den großen Muskelgruppen bildet sich Milchsäure, die wiederum kleine Kristalle bildet, welche dann zwischen den einzelnen Muskelfasern liegen und diese verletzen. Als Folge davon beginnt das Pferd zu krampfen. Bei der Verletzung der Muskelfaser tritt der rote Muskelfarbstoff, das Myoglobin, aus. Das Myoglobin besteht aus Eiweißkörpern und kann nicht über die Niere ausgeschieden werden. Es verstopft die Niere jedoch, so daß doch einzelne Eiweißmoleküle in die Blase gelangen. Dadurch verändert sich das Milieu der Blasenflüssigkeit so stark, daß die Schutzschleimhaut der Blaseninnenhaut keinen Schutz mehr bieten kann. Die Blasenschleimhaut wird angegriffen, und es kommt zu Blutungen in der Blase. Dieses

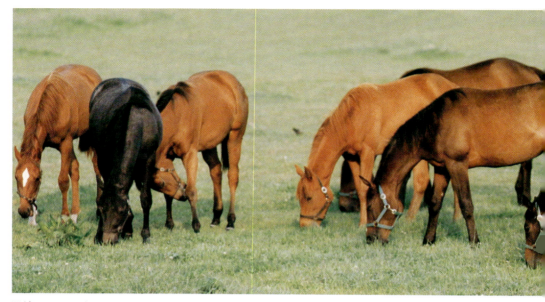

Weidegang garantiert Bewegung, auch wenn der Reiter mal keine Zeit hat, und schützt somit auch vor Verschlag

Blut und der rote Muskelfarbstoff färben den Harn dunkelrot bis schwarz. So entstand der seltsam anmutende Name »Schwarze Harnwinde«.

Erste Hilfe bei Verschlag ist das Wärmen des Pferdes entweder mit einer Decke oder noch besser unter einem Solarium. Die Gefahr eines Rückfalls ist bei Kreuzverschlag sehr hoch, deshalb muß das Pferd sehr vorsichtig wieder antrainiert werden. Es kann teilweise bis zu einem Vierteljahr dauern, bis das Pferd wieder voll einsatzfähig ist. Zur Absicherung der vollen Leistungsfähigkeit sollte nochmals der Tierarzt konsultiert werden.

Da es sich bei Verschlag um eine Stoffwechselerkrankung handelt, sind auch andere Organe wie Leber und Niere in Mitleidenschaft gezogen, wodurch es zu Folgeerkrankungen kommen kann. Besonders groß ist die Gefahr, daß es zu einer Hufrehe kommt. Das Pferd muß nach dieser Erkrankung sehr energie- und eiweißarm gefüttert werden. Der Tierarzt unterstützt es durch entzündungshemmende Spritzen und Entkrampfungsmittel. Auch bei dieser Erkrankung wird häufig noch auf den Aderlaß zurückgegriffen. Die Untersuchung der Blutprobe gibt dem Tierarzt Aufschluß über die Stärke des Verschlags.

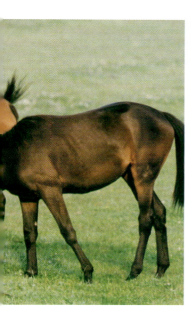

Durchfallerkrankungen

Durchfall ist im Verhältnis zur Kolik beim Pferd relativ selten. Jedoch darf auch diese Form der Magen-Darmerkrankung nicht vernachlässigt werden. In erster Linie ist eine Futterumstellung für Durchfall verantwortlich. Wenn Pferde zum Beispiel übermäßig Karotten bekommen (was nie schadet) oder wenn sie frisch auf die Weide kommen, kann der Kot etwas breiig werden. Es ist insofern sehr wichtig, differenzieren zu können, was Durchfall ist und was nicht. Die Veränderung nach einer Futterumstellung ist gewiß kein gesundheitliches Problem, ebenso etwas Durchfall durch Streß. Wenn sich das Pferd beim Wegführen aus der Herde oder bei einem Transport aufregt, kann der Kot schon mal kurzzeitig dünner werden.

Gefährlicher wird es, wenn das Pferd ständig unter sehr dünnflüssigem Kot leidet. Hierfür kann es mehrere Ursachen geben. Die glimpflichste ist, wenn durch übermäßigen Parasitenbefall oder durch ein Antibiotikum oder Antiparasitikum die Darmflora und die Bakterienbesiedlung durcheinandergebracht wurden. Genauso glimpflich ist eine Entzündung der Darmzotten. Gefährlicher ist schon eine Besiedlung mit sogenannten pathogenen Keimen. Diese unterdrücken die eigentliche Darmbesiedlung und können zu schwersten Durchfallerkrankungen führen. Genauso gefährlich wie beim Men-

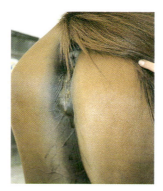

An den verdreckten Hinterbeinen kann erkannt werden, ob das Pferd Durchfall hat

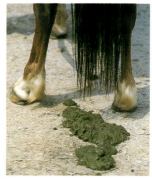

So ein breiiger Kot ist zwar noch nicht dramatisch, das Pferd sollte aber beobachtet werden

schen ist auch für das Pferd eine Salmonellenvergiftung. Die Gefahr besteht nicht nur für das erkrankte Pferd, sondern aufgrund der hohen Ansteckungsgefahr auch für die anderen Pferde im Stall und sogar für die Menschen.

Die gefährlichste Form des Durchfalls ist die in Fachkreisen sehr gefürchtete Colitis X. Bei dieser Erkrankung »schießt« der Kot wie Wasser aus dem Pferd. Der Hämatokrit (der Wert, der die Flüssigkeit des Blutes bestimmt) steigt, und das Blut wird dunkel, schwarz und teilweise sogar fadenziehend. Das Pferd trocknet sehr schnell aus. Eine Hautfalte, die am Hals hochgezogen wird, bleibt relativ lange stehen, da der Haut das Wasser fehlt und damit ihre Elastizität verlorengeht. Auch an der Maulschleimhaut ist zu erkennen, wie sehr das Pferd schon ausgetrocknet ist. Diese Durchfallform kann insbesondere nach großem Streß wie zum Beispiel langem Transport oder einer starken Kolik auftreten. Der Tierarzt muß in diesem Fall sofort gerufen werden. Durch eine Dauerinfusion wird er versuchen, das Pferd zu retten. Leider ist die Prognose bei dieser Art von Durchfall relativ ungünstig.

Bei einem »normalen« Durchfall reicht es aus, dem Pferd möglichst viel Rauhfutter zu geben und ihm etwas Ruhe zu gönnen. Bei einem Durchfall, der aus einer Futterumstellung resultiert, wird dieser von selbst verschwinden. Besteht ständig ein leichter Durchfall, der mit Gewichtsverlust des Pferdes einhergeht, muß eine Kotprobe genommen werden und zur Untersuchung eingeschickt werden.

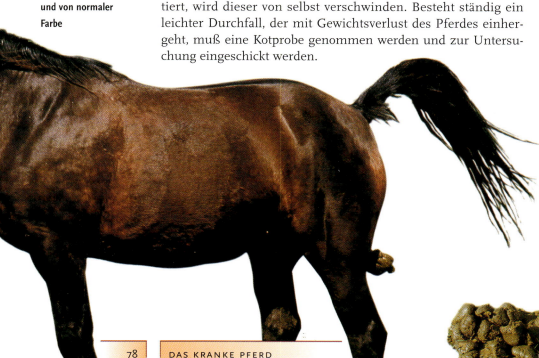

Die Kotabgabe des gesunden Pferdes: Der Kot ist geformt und von normaler Farbe

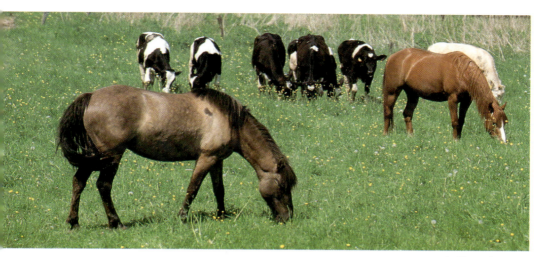

Mischbeweidung ist gut gegen den Parasitendruck

▸ Parasitenbefall

Parasiten sind Lebewesen, die sich von anderen Lebewesen ernähren, ohne ihnen damit einen Nutzen zu bringen. In ihrer Ausprägung reichen sie von Kleinstlebewesen, die einzelne Zellen befallen, über Würmer bis hin zu den Entwicklungsstufen einzelner Fliegen. Sie alle besetzen den Wirt, so wird das Opfer genannt, nur zeitweise im Verlauf einer bestimmten Entwicklung.

Verständlich wird dies bei der Erklärung des Entwicklungszyklus für die Magendassel. Jeder, der mit Pferden zu tun hat, kennt diese kleinen, gelblichen Punkte an den Beinen des Pferdes. Es sind von einer Fliege abgelegte Eier. Sie kleben sehr fest an dem Fell des Pferdes und lassen sich von dort nur durch Abkratzen mit den Fingernägeln und durch Spiritus entfernen. In diesen Eiern entwickelt sich das erste Larvenstadium. Die winzige Larve beginnt sich im Ei zu bewegen, wodurch ein Juckreiz auf das Pferdebein ausgeübt wird. Um diesen zu bekämpfen, leckt das Pferd sein Bein ab. Durch den Ph-Wert oder die Temperatur des Speichels löst sich die feste Verbindung zwischen Pferdehaar und Ei, und so kann die Larve in das Pferdemaul gelangen. Dort wandert sie in der Schleimhaut durch die Maulhöhle und die Speiseröhre bis hin zum Magen. Im Magen angekommen, beißt sie sich in einem bestimmten Magenbereich fest und entwickelt sich über mehrere Larvenstadien zur Puppe. Die Puppe läßt nach

DER VERDAUUNGSAPPARAT

ihrer vollständigen Ausreifung die Magenschleimhaut los und wird über den Darm mit dem Kot auf die Weide ausgeschieden. Binnen kurzer Zeit entwickelt sich im Pferdeapfel aus der Puppe die adulte Fliege, die dann wieder Eier an die Pferdebeine ablegt. Ist der Befall mit diesen Dasselfliegen nicht zu groß, dann kommt es bei dem Pferd »lediglich« zu einer Schleimhautreizung. Bei Überbelagerung kommt es jedoch zu massiven Stoffwechsel- und Ernährungsbelastungen für das Pferd.

Ein sehr sicheres Mittel ist ein Antiparasiticum mit dem Wirkstoff Ivermectin. Diese Wurmkur tötet alle Parasiten in allen Stadien ab. (Es braucht danach also nicht die Box komplett gemistet und desinfiziert zu werden.) Den Wirkstoff sollte man in der kalten Jahreszeit, meist Anfang Dezember, verabreichen: Die Magendassel hat eine sehr nahe Verwandte, die sich nach ihrer Verpuppung nicht mit dem Kot in die Außenwelt befördern läßt. Sie wandert durch die Magenhaut über die Muskulatur in Richtung Rücken, dort entsteht eine Beule in der Haut, welche aufplatzt und die Fliege in die Freiheit entläßt. Es ist zwar sehr selten, daß ein Pferd von diesem Stamm befallen wird, aber wenn es doch passieren sollte, und die Puppe befindet sich schon auf der Wanderung durch die Muskulatur, so wird sie auch hier von dem Medikament getötet. Leider hat das Pferd dann einen Fremdkörper in sich, der sich abkapseln und infizieren kann.

Pferde werden immer einige Parasiten in sich tragen. Der übermäßige Befall kann jedoch zu starker Abmagerung und gefährlichen Koliken führen. Deshalb sollten die Pferde pro Jahr mindestens dreimal entwurmt werden.

Entwicklungszyklus der Magendassel

▸ Schlauch- und Stutenreinigung

Die Harnverhaltung kann verschiedene Ursachen haben. Die häufigste ist leider auf ein falsch verstandenes Schamgefühl des Pflegers zurückzuführen. In der Krankheitsform kommt sie nur bei Wallachen vor, die in Fachkreisen auch als »Hosenpisser« bezeichnet werden. Dieser Name kommt dadurch zustande, daß nach der Kastration keine vollständige Erektion mehr stattfindet. Die Haut, die den Penis überzieht, wird nicht mehr vollständig gespannt, und es entstehen kleine Schleimhautfalten. In diesen Falten trocknet der Urin und etwas Sekret. Wird der Schlauch ausgeschachtet, zeigen sich zunächst gelbe Flocken, die aber vermischt mit Staub, Wasser und Dreck zu schwarzen Klumpen, dem Smegma, werden. Das Smegma klebt nicht nur auf der Penisschleimhaut, sondern auch im Innern der Vorhaut, an der Vorhaut selbst oder an der Bauchwand. Irgendwann hat sich dann dort so viel Smegma abgelagert, daß der Penis nur noch unter Schmerzen ausgeschachtet werden kann. Bleibt dieses unbemerkt, kann der Wallach im Endstadium den Penis gar nicht mehr ausschachten und demzufolge auch kein Wasser mehr lassen. Die Folge sind Schmerzen in Form von heftigsten Koliksymptomen und starken Krämpfen in der Kruppenmuskulatur, die bis zum Verschlag führen können. Die Vorhaut ist gespannt, erwärmt, und das Pferd reagiert auf jede Berührung mit Abwehrreaktionen. Der Tierarzt gibt dem Pferd erst ein entkrampfendes Mittel und säubert dann vorsichtig den Schlauch. Vorbeugend sollte der Halter diese Region regelmäßig reinigen.

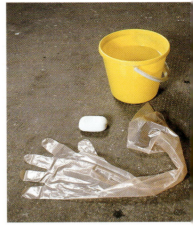

Utensilien für die Schlauchreinigung: Rektalhandschuh, Neutralseife, lauwarmes Wasser

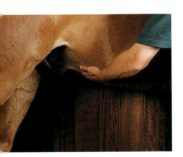

Kontaktaufnahme mit der Hand ohne Handschuh

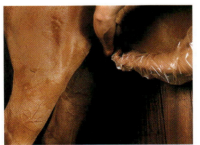

»Handwechsel«, ohne den Kontakt aufzugeben

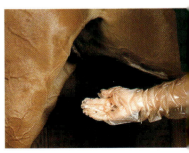

Vorsichtig abgelöstes Smegma

PARASITENBEFALL 81

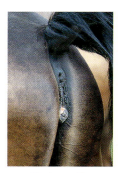

Der teilweise geöffnete Schamspalt beim Blitzen

Zunächst wird der Wallach in der Schlauchregion gestreichelt, damit er merkt, daß ihm nichts passieren kann. Hierbei ist darauf zu achten, daß das Streicheln bereits am Rippenbogen beginnt und dann ohne den Kontakt zum Pferd aufzugeben in die Schlauchregion fortgesetzt wird. Das macht man, damit sich der Wallach nicht plötzlich erschrickt und aushaut. Wichtig ist zudem zum eigenen Schutz, daß man mit dem Rücken zum Pferdekopf steht. Man steht rechts vom Pferd und streichelt es mit der linken Hand, während die Rechte schon das in lauwarmem Wasser getränkte Seifenstück in der behandschuhten Hand hält. Merke: An der behandelnden Hand muß auf stumpfe und kurze Fingernägel geachtet werden. Es dürfen weder Ringe noch Uhr getragen werden. Zeigt das Pferd keinerlei Abwehrhaltung, so verbleibt die linke Hand so lange in der Schlauchregion, bis auch die rechte Hand am Penis angelangt ist. Anschließend wird vorsichtig damit begonnen, den vorderen Teil der Vorhaut einzuseifen. Mit viel warmem Wasser und Seife werden die ersten Teile abgelöst. Vielen Wallachen gefällt diese Behandlung, und sie lassen entspannt den Schlauch heraushängen. Vorsichtig kann auch in die Vorhaut hineingegangen werden. Man kann bei manchen

> ### ▶ Die Stutenreinigung
>
> Bei Stuten, die nicht tragend werden, liegt die Ursache häufig daran, daß sie, wie der Volksmund sagt, nicht sauber sind. Vor dem Bedecken wird, außer bei Maidenstuten, immer eine Tupferprobe genommen. Werden bei dieser Probe erhöhte Keimzahlen festgestellt, so darf die Stute nicht gedeckt werden und muß erst tierärztlich behandelt werden. Zum einen kostet dies Geld, und zum anderen verschiebt es den Zeitpunkt der Bedeckung um mindestens eine Rosse. Im Inneren der Scheide herrscht ein anderes Milieu als außen. Wird der Schamspalt mit Wasser gereinigt, können mit dem Wasser Keime von außen ins Scheideninnere gelangen. Dort ist es warm, dunkel, nährstoffreich und feucht, womit ideale Bedingungen für das Wachsen von Pilzen und Keimen gegeben sind. Deshalb:
> ▶ Den Schalspalt nur trocken reinigen
> ▶ Geöffnet wird er nur vom Hengst und vom Tierarzt

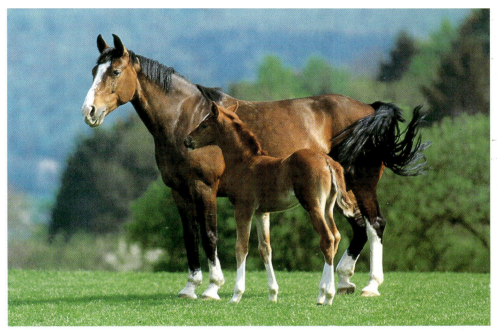

Hygiene ist nach der Geburt besonders wichtig

Pferden bis zu dreißig oder vierzig cm in die Vorhaut eindringen. Hierbei muß viel Wasser und Seife benutzt, aber keine Kraft aufgewendet werden.

Leichter ist die Säuberung bei einer Stute. Der Schamspalt und damit das Innere der Scheidenregion ist einzig und allein dem Tierarzt, dem Besamungswart und natürlich dem Hengst vorbehalten. Im Scheideninneren herrscht ein Millieu, das durch Nährstoffreichtum, Dunkelheit, Wärme und Feuchtigkeit geprägt ist. Da sind ideale Bedingungen für Keimwachstum (Pilze und Bakterien) gegeben. Ob die Stuten »sauber« sind, wird mit der Tupferprobe untersucht. Eine Stute, deren Scheidenregion nicht frei von Krankheitserregern ist, wird zum einen nur recht unwahrscheinlich tragend, zum anderen stellen Keime auch eine Gefahr für den Hengst und damit andere Stuten dar. Natürlich muß auch die Scheidenregion von Zeit zu Zeit gereinigt werden. Dieses geschieht am besten mit feuchten Babytüchern. Wichtig ist nur, daß keine Flüssigkeit in den Schamspalt gelangt, denn damit würden Keime ins Innere gesogen.

STUTENREINIGUNG

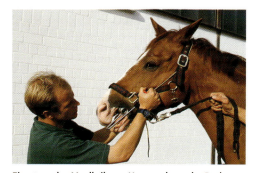
Einsetzen des Maulkeils zur Untersuchung der Backenzähne und der Maulhöhle

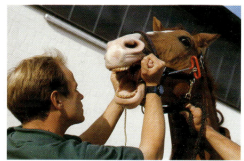
Sag mal »A«: Untersuchung der Maulhöhle

▶ Zahnprobleme

Das vollständigste Gebiß ist bei Hengsten und Wallachen vorzufinden, die zusammen mit den sogenannten Hakenzähnen 40 Zähne besitzen. Die Hakenzähne können zwar auch bei Stuten vorkommen, aber generell haben Stuten vier Zähne weniger.

Aus tierärztlicher Sicht sind, von Unfällen einmal abgesehen, die Backenzähne diejenigen, die häufiger Probleme machen. Da wäre zuerst der »Wolfszahn« zu nennen. Die Backenzähne werden in Praemolare und Molare aufgeteilt, Begriffe, die man vielleicht schon einmal beim Zahnarzt gehört hat. Die Fachleute zählen dies noch durch, indem sie PM 1 oder M 3 sagen. Bei diesen Bezeichnungen wird vom Gebiß des Fleischfressers ausgegangen, der über das vollständigste aller Tierarten verfügt. Beim Pferd beginnen die Backenzähne mit dem PM 2, der PM 1 fehlt normalerweise. Ist er doch einmal ausgebildet, dann wird er als Wolfszahn bezeichnet. Dies hört sich gefährlich an, der Zahn stellt sich jedoch eher als Zähnchen dar und kann, da er meist keine große Wurzelanlage hat, ganz einfach entfernt werden.

In der Regel behindern die Wolfszähne die Pferde nicht, es kann jedoch vorkom-

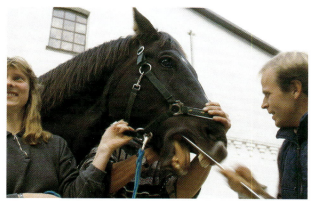
Abraspeln der Zahnhaken

men, daß sie die Ursache für eine instabile Anlehnung oder Kopfschlagen sind. Das weitaus häufigere Problem sind die »Haken auf den Zähnen«. Ursprünglich wurde das Gebiß des Pferdes zum Mahlen des harten Steppengrases angelegt. Im Verhältnis zum Steppengras regt heute das Gras und übrige Futter die Pferde bei weitem nicht mehr so zum Mahlen an. Dadurch werden aber die Zähne auch nicht richtig abgenutzt, und sie wachsen über die Kanten hinaus. So entstehen am Oberkiefer außen und am Unterkiefer innen sehr scharfe Kanten, die die Zunge und die Maulschleimhaut in Mitleidenschaft ziehen.

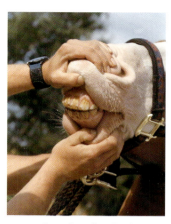

Untersuchung der Schneidezähne

Es gibt mehrere Signale, um zu erkennen, ob ein Pferd »Haken« hat. Zunächst fressen die Tiere langsamer, dann sieht der Betrachter sehr viele unzerkleinerte Haferkörner im Kot. In der Box befinden sich eigentümliche, zigarrenförmige Rollen aus Gras oder Heu. Sie entstehen dadurch, daß sich das Pferd Heu oder Gras in die Backentaschen drückt, damit die Maulschleimhaut während des Fressens genügend Abstand hat und nicht ständig an den Haken scheuert. Auch beim Reiten ist es zu merken, besonders wenn ein kombiniertes Reithalfter verwendet wird, da es die Maulschleimhaut direkt gegen die Backenzähne drückt. Das Pferd beginnt sich im Genick zu verwerfen, schlägt mit dem Kopf und kann in extremen Fällen sogar zügellahm werden. Der deutlichste Hinweis auf Haken ist starker Gewichtsverlust. Die Untersuchung sollte dem Fachmann überlassen bleiben, da sie für den Ungeübten nicht ganz ungefährlich ist.

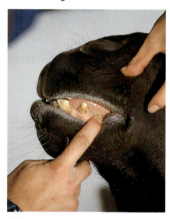

Zahnstein am Hengstzahn

Die Behebung der Haken geht relativ einfach, sieht jedoch immer sehr spektakulär aus. Der Tierarzt raspelt mit seiner Zahnraspel die Haken einfach weg. Dabei hat das Pferd keine Schmerzen, nur das Geräusch ist unangenehm. Aber Vorsicht beim Selbstversuch: Sollte dem Pferd oder dem Untersuchenden dabei doch etwas passieren, zahlt keine Versicherung. Gängig ist auch noch der Zahnstein an den Hengstzähnen, der teilweise zu Entzündungen führen kann. Er wird einfach mit einer speziellen Zange entfernt.

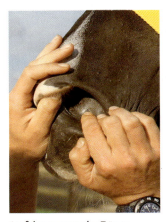

Ausführungsgang des Tränen-Nasen-Kanals

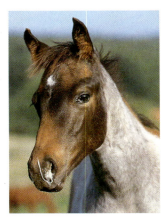

Deutlicher, gelblicher Nasenausfluß, hier bei einem Fohlen

▶ Die Atemwege

Genau wie der Verdauungstrakt nicht mit dem Magen beginnt, beginnen die Atmungsorgane nicht mit der Lunge. Schon die Nüstern sind wichtig, da in ihnen die ersten Partikel, die in der Luft fliegen, abgefangen werden.

Die Atemluft gelangt durch drei parallel verlaufende Nasengänge zum Kehlkopf und danach in die Luftröhre. Die Luftröhre teilt sich in die beiden Lungenflügel. In der Lunge selbst werden die Wege, durch die die Luft zieht, immer verästelter und kleiner, so daß am Ende die Häute der Wände so dünn sind, daß dort der Gasaustausch stattfinden kann. Der Sauerstoff wird abgeliefert, und das Kohlendioxid und die anderen Gase werden wieder ausgeatmet.

Wie gelangt nun die Luft in die Lunge? Das Pferd atmet aktiv ein und passiv aus. Das bedeutet, daß es mit Anspannen der Muskulatur seinen Brustkorb weitet, wodurch im Inneren ein Vakuum entsteht. In dieses Vakuum strömt die Luft ein. Das Ausatmen erfolgt allein dadurch, daß die Muskulatur sich entspannt und der Brustkorb »zusammenfällt«. Durch diesen Vorgang wird die Luft wieder ausgepreßt.

Ein Pferd in Ruhe benötigt bei weitem nicht sein volles Lungenvolumen. Darin besteht aber die Gefahr, daß sich leichte Hustenerkrankungen zunächst unentdeckt entwickeln können. Erst bei einem längeren Galopp wird die Lunge voll belüftet oder, anders ausgedrückt, ventiliert. Viele Vielseitigkeitsreiter nutzen dieses Phänomen, um vor der Prüfung die Lun-

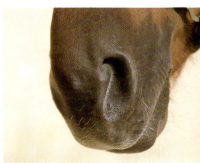

Ausfluß eines gesunden Pferdes

86 DAS KRANKE PFERD

ge noch einmal richtig frei zu bekommen. Sie nennen dieses einen »pipe opener«. Es ist sehr wichtig, von Zeit zu Zeit die Lungenfunktion zu testen, da gerade bei Pferden die Lunge sehr empfindlich ist. Ein Hauptproblem ist, daß bei einer Erkrankung der Lunge das Gewebe nicht vollständig wiederhergestellt wird, sondern daß statt dessen Narbengewebe entsteht. Dieses kann natürlich nicht im gleichen Maße die Lungenfunktion ersetzen.

Ganz wichtig sind für den Pferdebesitzer zwei Punkte: Erstens, Pferde räuspern sich nicht und verschlucken sich auch nur sehr selten. Demzufolge ist jeder Husten auf einen mehr oder weniger schweren Defekt der Atemorgane zurückzuführen und bedarf tierärztlicher Untersuchung. Zweitens, der Nasenausfluß muß immer wäßrig und klar sein. Lediglich nach einem schnellen Galopp darf er etwas weiß-schaumig sein. Sobald er gelblich ist, hat das Pferd eine Erkrankung und bedarf der Behandlung.

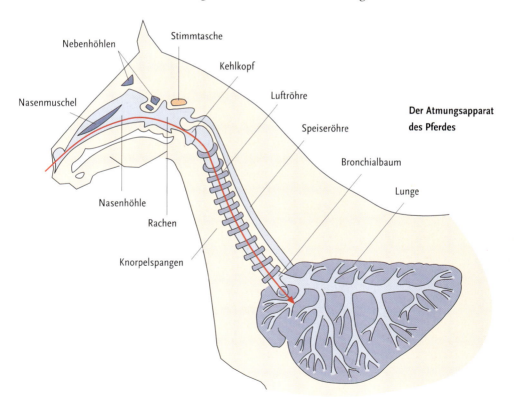

Der Atmungsapparat des Pferdes

DIE ATEMWEGE

Nasenausfluß

Beim gesunden Pferd ist immer ein kleines Rinnsal an Flüssigkeit zu sehen, es ist in erster Linie Tränenflüssigkeit. Wer in die Nüster hineinsieht, wird dort ein kleines Loch von ungefähr drei Millimeter Durchmesser erkennen, den Ausführungsgang des Tränen-Nasenkanals.

Nach einer größeren Anstrengung mit erhöhter Atemfrequenz kann der Nasenausfluß des Pferdes auch weißlich sein. Jeglicher anderer Nasenausfluß deutet auf eine Erkrankung hin. Gelblicher Schleim zeigt an, daß sich das Pferd mit einem Krankheitserreger auseinandersetzen muß. Für die Diagnostik ist es wichtig, zu wissen, ob der Schleim aus einer oder aus beiden Nüstern kommt. Erst im Bereich des Kehlkopfes treffen sich die Nasengänge der rechten und der linken Nüster, um von dort aus gemeinsam die Atemluft in die Luftröhre gelangen zu lassen.

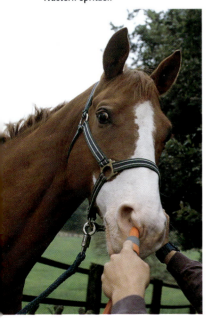

Falsch: Niemals mit einer Düse am Schlauch an die Nüstern des Pferdes gehen und nie in die Nüstern spritzen

Einseitiger Nasenausfluß deutet demzufolge auf eine Entzündung im Bereich des Kopfes hin, die viele Ursachen haben kann. Es kann sich um einen entzündeten Backenzahn handeln oder um eine Vereiterung der Nasennebenhöhle. Eine weitere Möglichkeit besteht in der Vereiterung des Luftsacks. Das Pferd hat in der Ganaschengegend auf jeder Seite einen sogenannten Luftsack, dessen einzige Verbindung zur Außenwelt in einer kleinen Öffnung in den Nasengängen besteht. Natürlich können auch Infektionen der Nasengänge per se die Ursache für einen einseitigen Nasenausfluß darstellen.

Wenn aus beiden Nasengängen verändertes Sekret herauskommt, so weist dies auf eine Entzündung oder Infektion mindestens im Bereich des Kehlkopfes hin. Ob es sich nun um den Kehlkopf, die Luftröhre oder die Lunge handelt, kann der Tierarzt anhand einer Endoskopie feststellen. Dazu wird ein dünner Schlauch durch die Nüstern bis hin zur Aufteilung der Luftröhre in der Lunge geschoben, durch den hindurch der Tierarzt in das Pferd und hier speziell in die Atemorgane schauen kann. Befinden sich schleimumhüllte Futterstücke in der Nüster, so besteht Verdacht auf Schlundverstopfung.

Auch ein Pferd kann einmal Nasenbluten bekommen. Dieses kann einseitig oder beidseitig auftreten.

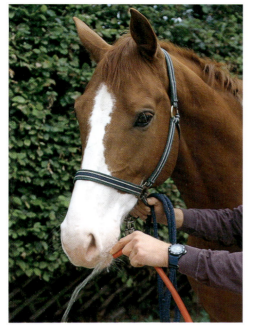 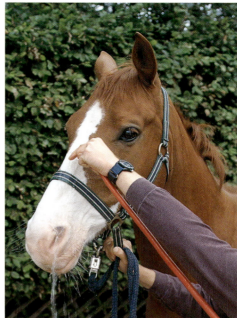

Richtig: Kontaktaufnahme über das Pferdemaul **Kühlen, indem das Wasser über die Nase läuft**

Beim einseitigen Nasenbluten liegt eigentlich immer eine Verletzung der Nasenschleimhaut vor, z.B. wenn das Pferd einen Ast in die Nüster bekommt. Ganz spektakulär sieht es aus, wenn bei einem Pferd das Siebbein verletzt wurde. Das Siebbein sitzt im Bereich der Stirn und besteht aus einem feinen Knochengeflecht, das wie ein Schwamm aussieht. Ist dieses verletzt, zum Beispiel dadurch, daß sich das Pferd bei einer Untersuchung sehr stark wehrt, dann schießt das Blut aus der Nüster heraus.

Es ist aber auch möglich, daß das Blut aus beiden Nüstern fließt, dann handelt es sich um eine Blutung, die aus der Lunge kommt. Normalerweise schluckt das Pferd das Blut ab, ist die Blutung jedoch zu stark, dann tritt es zu den Nüstern aus. Manchmal ist es auch nur ein kleines, blutiges Rinnsal, was darauf hindeutet, daß die Luftröhre schon sehr stark mit Blut gefüllt ist. Starke einseitige oder leichte beidseitige Blutungen sollten vom Tierarzt untersucht werden. Leichtere einseitige Blutungen können vom Halter selbst gestillt werden.

DIE ATEMWEGE

> **TIP**

> **Kräuterheilkunde**
>
> Bei akutem, fieberhaftem, trockenem Husten hat sich folgende Kräutermischung bewährt: 62 g Anis, 250 g Eibisch, 50 g Schlüsselblume, 125 g Spitzwegerich, 125 g Süßholz, 150 g Beinwell, 100 g Huflattich, 150 g Linde, 150 g Thymian. Davon gibt man über drei Wochen hinweg täglich 50 g.

▶ Hustenerkrankungen

Husten ist ein Sammelbegriff sowohl für reflektorische Reaktionen als auch für die Erkrankungen des Atmungstraktes. Eine Hustenerkrankung heilt beim Pferd nur selten von allein aus, sondern bedarf immer der unterstützenden Behandlung.

Es gibt viele verschiedene Ursachen, wodurch es zum Husten kommen kann. Die erste wäre eine Reaktion auf Staubpartikel. Die Innenhaut der Luftröhre und der Bronchien ist mit Flimmerhaaren ausgestattet. Bereits in der Haut der Nasengänge sind sogenannte Becherzellen vorhanden, die Schleim produzieren. Gelangen einzelne Partikel in die Atemwege, so werden sie sogleich eingeschleimt und über die Flimmerhaare wieder nach draußen transportiert. Die mechanische Berührung der Flimmerhaare löst den Hustenreiz aus. Dieser Husten entsteht meist haltungsbedingt und damit wären auch schon die besten Therapien angesprochen.

Wichtig in der Pferdehaltung ist vor allem ein gut klimatisierter, durchlüfteter Stall. Egal ob ein Pferd nur wegen des Staubes hustet oder ob die Lungenerkrankung schon chronisch ist, schlechte Stalluft schadet auch dem gesündesten Pferd. Wer sich ein Pferd kauft, sollte auch hier nicht sparen. Reitanlagen gibt es mittlerweile wie Sand am Meer, dieses hat Vor- und Nachteile. Der Hauptnachteil ist, daß der Wettbewerb um die Pensionspferde häufig über den Geldbeutel des Pferdebesitzers entschieden wird. Nun ist die günstigste Box nicht immer oder sogar nur selten die beste Box. Ein Stall, der ursprünglich für Schweine und Kälber gebaut wurde, erfüllt die Ansprüche wohl ebensowenig wie der Vereinsstall mit 150 Pferden.

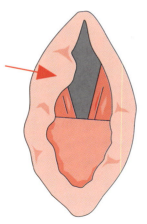

Innenansicht des Kehlkopfes: Entzündung des Stellknorpels (s. Pfeil)

Licht und Größe der Box sowie ein hervorragendes Stallklima, das sich durch angemessene Durchlüftung ohne Zugluft und pferdegerechte Temperaturen auszeichnet, sollten die Maßstäbe bei der Quartiersuche sein. Leider ist die Pensionspferdehaltung genau wie die Reitausbildung kein geschützter Beruf. Fakt ist jedoch, daß in erster Linie die ausgebildeten Pferdewirtschaftsmeister gutes Wissen um die Bedürfnisse der Pferde haben. Aufgrund der langjährigen Ausbildung und Erfahrung können sie dort Professionalität und Qualität erwarten und verlangen. Natürlich haben auch die Amateurausbilder ihre Berechtigung. Wenn Sie jedoch bedenken, daß deren Ausbildung ungleich kürzer dauert, dann ist auch der Preisunterschied hinsichtlich der Boxenmiete zu verstehen. Gerade heute, wo der Markt mit Pflegeprodukten und Zusatzfutter übersättigt ist, benötigen Sie und Ihr Pferd eine Person, die diesen Markt durchschaut und die sich um die artgerechte Haltung, Pflege und Fütterung des Pferdes kümmert. Die FN zeichnet solche Betriebe mit der Reitstall-A-Plakette aus.

Die Gesunderhaltung beginnt schon mit dem Einstreuen. Es ist bei weitem gesünder, dem Pferd den Strohballen nur in die Box zu legen, als ihn aufzuschütteln. Beim Fegen sollte entweder eine gute Durchlüftung herrschen oder die Stallgasse vorher naßgesprengt werden. Ganz wichtig ist der Bau der Boxenwände. Die Schlitze in den Boxenwänden zur Stallgasse hin dienen nicht der Verzierung, sondern dazu, daß die mit Ammoniak belastete Luft vom Pferd weg ins Freie transportiert wird. Die besten Lüftungssysteme sind soge-

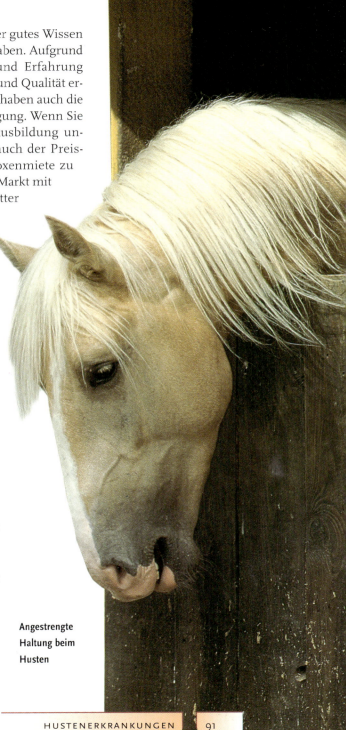

Angestrengte Haltung beim Husten

HUSTENERKRANKUNGEN 91

nannte Überdrucksysteme, bei denen frische Luft in den Stall hinein »gedrückt« wird und damit die schlechte Luft entweicht. Das schlimmste in einem Pferdestall ist stehende, stickige Luft.

Genauso wichtig wie die Luft im Stall ist die Luft in der Reithalle. Eine Reithalle kann noch so schön sein, der Pferdehalter sollte sich jedoch vor Augen halten, wie die Reithalle in den einzelnen Jahreszeiten aussehen wird. Im Sommer taugt eine Reithalle z.B. nur etwas mit einer Berieselungsanlage. Im Winter darf der Hallenboden nicht einfrieren. Die Reithalle sollte auch nicht unmittelbar an den Stall anschließen. Der Reiter wird dann zwar naß, wenn er bei Regen sein Pferd in die Halle führt, aber der feine Staub aus der Reithalle kann nicht permanent in den Stall gelangen.

Auch der Reithallenboden ist für die Gesundheit entscheidend. Am gesündesten ist ein Sand-Spänegemisch. Gummiböden aus Recyclingmaterial setzen teilweise Asbeststaub frei, und in reinen Lederböden belasten die Weichmacher, die dem Leder zugeführt wurden, die Atemwege. Am gesündesten ist immer noch ein Ausritt, und wer die Möglichkeit hat, bei frischer Seeluft am Strand zu reiten, sollte dieses nicht nur sich, sondern auch seinem Pferd gönnen.

Eine weitere große Gefahr für die Aspiration von Staubpartikeln besteht bei der falschen Heufütterung. Heu

Auslauf im Schnee bringt sichtbar Spaß

sollte immer vom Boden gefüttert werden. Heuraufen sind glücklicherweise schon seit langem »out«. Wenn ein Pferd zur Heuaufnahme den Kopf hochnehmen muß, rieselt der feine Staub nicht nur in die Augen, sondern wird mit jedem Atemzug bis in die Lunge transportiert. Genauso schädlich sind Heunetze im Anhänger. Auch bei ihnen aspirieren die Pferde den Heustaub. Heunetze bergen zudem noch eine weitere Gefahr. Wenn sie zu tief aufgehängt sind (was für die Atemwege eigentlich besser wäre) oder wenn sie leer sind, kann es sehr leicht passieren, daß sich die Pferde in ihnen mit den Beinen verheddern. Genau wie beim Stroh gilt, daß das Heu nicht aufgeschüttelt werden soll. Das beste wäre natürlich, das Heu naß zu füttern, dann sind die gesamten Staubpartikel gebunden.

Neben dem durch Staub bedingten Husten, gibt es leider auch noch Hustenerkrankungen, die leider nur selten mit verbessertem Stallmanagement zu beheben sind. Zu unterscheiden ist bei einer Hustenerkrankung immer eine primäre und eine sekundäre Ursache. So kann es passieren, daß zuviel Ammoniak bei der Inhalation die Schleimhaut des Pferdes beschädigt. Die Schleimhaut stellt jedoch neben ihrem mechanischen Schutz auch einen Schutz vor Bakterien dar. Ist sie nun zerstört, siedeln sich dort Bakterien an und führen zu einer sekundären Hustenerkrankung. Alle Faktoren, die das Abwehrsystem der Atmung noch mehr belasten könnten, müssen beseitigt werden. Aus diesem Grunde ist es immer ratsam, ein Pferd mit Husten in eine Offenbox zu stellen, als Einstreu leicht angefeuchtete Späne zu verwenden und das Heu und auch das Kraftfutter anzufeuchten.

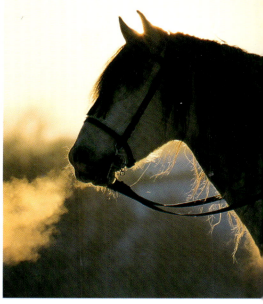

Ausritte an frischer Luft härten ab

BEHANDLUNG Ehe mit der Hustenbehandlung begonnen wird, muß eine ganz wichtige Sache klargestellt werden: Husten ist genau wie Fieber ein Schutzmechanismus des Körpers. Gerade beim Pferd ist man darauf bedacht, das Abhusten zu fördern. Absolut falsch ist es, dem Pferd Medikamente zur Hustenunterdrückung zu geben (zum Beispiel Codein-haltige Präparate). Weiterhin ist es falsch, ein hustendes Pferd in der Box zu lassen. Zwar sollen diese Pferde keine Hochleistung bringen, aber durch die Belüftung auch der Toträume (das sind die Räume der Lunge, die in Ruhe nicht ventiliert werden) wird das Pferd dazu gebracht abzuhusten. Am besten sind Ausritte an der frischen Luft, bei denen lange Schrittphasen durch einzelne Canter abgelöst werden.

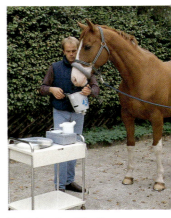

Der Schlauch auf der Nase verhindert, daß Luft direkt von außen inhaliert wird

Hustet ein Pferd, so muß es tierärztlich behandelt werden. Der Tierarzt hört die Lunge des Pferdes ab und kann so erkennen, wie stark deren Verschleimung ist. Auch das Fiebermessen gehört dazu, da so eine Infektion festgestellt werden kann. In den meisten Fällen reicht eine antibiotische Behandlung, welche durch Medikamente unterstützt wird, die sowohl den Schleim lösen als auch die Atmung erleichtern. Der Pferdebesitzer muß genau darauf achten, welches Präparat er verfüttert. Das sogenannte ACC, welches aus der Humanmedizin kommt, schäumt den Schleim, der sonst fest in Lunge sitzt, auf, so daß er für das Pferd als störend empfunden wird und es deshalb zu husten beginnt. Es kann bei diesem Medikament jedoch zu Erstickungsanfällen kommen, deshalb muß es immer mit einem Medikament ergänzt werden, welches die Bronchien weit stellt und damit die Atmung erleichtert. Das bekannteste ist bei uns das Ventipulmin, das jedoch nicht ausschließlich geben werden soll, da das Pferd dann nicht mehr husten würde und der Schleim in der Lunge bliebe. Dies wäre nur bei unheilbar kranken Hustern sinnvoll. Die Kombination aus Schleim lösenden Medikamenten und Bronchien erwei-

Inhalationsgerät

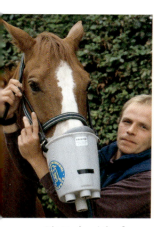 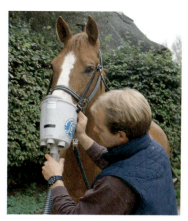 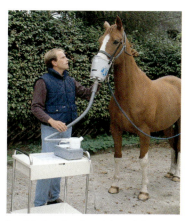

Die Maske wird aufgesetzt, ohne daß sie Verbindung zum Gerät hat

Reagiert das Pferd ruhig, wird die Maske durch den Schlauch mit dem Inhaliergerät verbunden

Das Pferd muß während des Inhalierens immer unter Aufsicht sein

Husten erkennen

Auch beim Husten gilt der Satz »Einmal ist keinmal«. Es gilt jedoch zu bedenken, daß Pferde sich nicht räuspern und nur sehr selten verschlucken. Manchmal husten sie, weil sie etwas Staub in die Lunge bekommen haben. Diesem Husten folgt dann ein zufriedenes Abschnauben. Wenn ein Pferd häufiger anstößt, dann hat es Husten. Ist der Husten allergisch bedingt, dann husten die Pferde morgens beim Einstreuen oder wenn sie Heu bekommen. In diesem Fall haben sie nur selten Nasenausfluß, jedoch ist eine Sekundärinfektion möglich, die behandelt werden muß. Eitriger Nasenausfluß deutet auf eine Infektion der Atemwege hin. Die Pferde husten zu unbestimmten Zeiten über den ganzen Tag verteilt. Kommt auch noch Fieber hinzu, ist eine antibiotische Therapie zwingend notwendig. Über den andauernden trockenen Husten kommt es nach und nach zu einer chronischen Erkrankung, der Dämpfigkeit. Hierbei hustet das Pferd schon bei der kleinsten Steigerung der Atemfrequenz. Die Schwierigkeiten des Luftholens sind auch im Ruhezustand besonders an Tagen mit stickiger Luft deutlich zu hören. In diesem Fall ist eine Heilung nicht mehr möglich, und die verabreichten Medikamente können nur noch eine Erleichterung verschaffen.

HUSTENERKRANKUNGEN

ternden hat sich bewährt. Zur Unterstützung können Kindersalben mit ätherischen Ölen verwendet werden. Diese Salben trägt man vor dem Reiten am Rand der Nüstern auf, sie wirken dann wie Hustenbonbons. Das Inhalieren unterstützt als physikalische Therapie gut die medikamentelle Therapie. Die Fotoserie zeigt, wie ein solches Inhaliergerät angeschlossen wird. Viele Tierärzte stellen diese Geräte leihweise zur Verfügung. Es gibt jedoch auch eine ganz einfache Methode, die Pferde inhalieren zu lassen. In einen zehn Liter Eimer werden ca. zwei bis drei Liter heißes Wasser gefüllt, in die dann ein Ätherikum gegeben wird. In den Eimer wird ein Sieb gehängt, damit das Pferd nicht mit der heißen Flüssigkeit in Berührung kommt. In das Sieb wird Hafer gefüllt, der leicht angefeuchtet wird. So inhaliert das Pferd während des Fressens. Absolut falsch ist es, irgendwelche Müslis mit ätherischen Ölen gleichzeitig mit dem Hafer zu füttern. Das Pferd wird so beim Fressen zum tiefen Durchatmen angeregt und inhaliert dabei den Staub des Hafers.

IMPFUNG Neben dem optimalen Stallmanagement helfen teilweise auch Impfungen vor Hustenerkrankungen. Hier ist besonders die Pferde-Influenza zu nennen. Alle am Turniersport teilnehmenden Pferde müssen dagegen geimpft sein. Die Ausprägung der Erkrankung kann sehr kurz sein, manchmal nur wenige Tage, sie kann sich aber auch über Wochen hinziehen. Der gelbe Nasenausfluß kann hierbei völlig fehlen oder beruht auf einer Sekundärinfektion mit Bakterien. Die Erkrankung kann das Leistungspotential insbesondere von Hochleistungspferden enorm senken, so daß diese Pferde auch nach einer nur kurzzeitigen Erkrankung eine sehr lange Erholungzeit (Rekonvaleszenz) brauchen. Die Hustenerkrankung kann jedoch auch sehr lange dauern und so gravierende Schäden an der Lunge hervorrufen, daß der Husten chronisch wird. Ganz besonders wird das Herz des Pferdes bei dieser Hustenerkrankung geschwächt, dadurch kann es auch zu plötzlichen Todesfällen kommen. Die Krankheit tritt mit kurzzeitigem, sehr stark erhöhtem Fieber auf. Die Ansteckungsgefahr ist dabei für die anderen Pferde des Bestandes sehr groß. Betroffene Ställe werden meist unter Quarantäne gestellt, bis die Krankheit abgeklungen ist, um andere Ställe nicht zu gefährden. Der beste Schutz des eigenen Pferdes ist eine ordentliche Grundimmunisierung mit jährlichen Auffrischungen.

Das Pferd kann dann zwar trotzdem erkranken, aber bei weitem nicht so stark.

DÄMPFIGKEIT Die schlimmste Form einer Hustenerkrankung ist die Dämpfigkeit. Hier wurde ein Husten so verschleppt, daß der Schleim nicht mehr aus der Lunge transportiert werden kann. Zum Ausatmen reicht es nicht mehr, nur die Atmungsmuskulatur zu entspannen, sondern die Luft muß aktiv aus der Lunge gepreßt werden, dadurch entsteht die Dampfrinne. Normalerweise atmet ein Pferd aktiv, d.h., es dehnt mit Muskelkraft seinen Brustkorb, wodurch in der Lunge ein Vakuum entsteht und die Außenluft eingesogen wird. Beim Ausatmen entspannt das Pferd die Muskulatur, und die Luft wird dadurch aus der Lunge herausgedrückt (passive Ausatmung). Diese Pferde atmen besonders bei stickigem Wetter sehr schwer. An Leistung ist bei ihnen nicht mehr zu denken. Lediglich Cortison und Ventipulmin können ihnen das Dasein noch erleichtern. Heilbar sind diese Pferde im allgemeinen nicht mehr. Selbst wenn der Husten ausheilt, ist das Herz so stark gefährdet, daß die Leistungskapazität lediglich noch für die Weide oder zum Spazierengehen ausreicht. Dämpfigkeit oder, wie es fachlich heißt, COPD (chronical, obstruktive, pulmonal disease) gehört zu den Gewährsmängeln. Meist werden Pferde mit COPD eingeschläfert.

Pferde mit einer chronischen Atemwegserkrankung haben oft eine sichtbare Dampfrinne unter dem Bauch

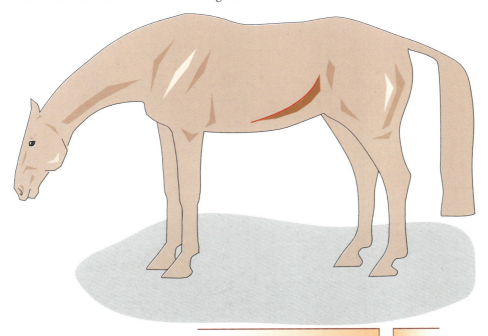

HUSTENERKRANKUNGEN

▶ **Hautveränderungen**

Wenn über Hautveränderungen gesprochen wird, muß zunächst unterschieden werden, ob es sich um punktuelle Hautveränderungen handelt oder um generalisierte, also das ganze Fell betreffende.

Punktuelle Hautveränderungen resultieren eigentlich immer aus äußeren Einflüssen. Wie bei uns Menschen gibt es auch unter den Pferden Typen, die eine empfindliche Haut haben, und solche, deren Haut eher unempfindlich ist. Bei den Menschen sind es vor allem rothaarige, blasse Menschen, die eine hohe Hautsensibilität haben, bei den Pferden sind es beson-

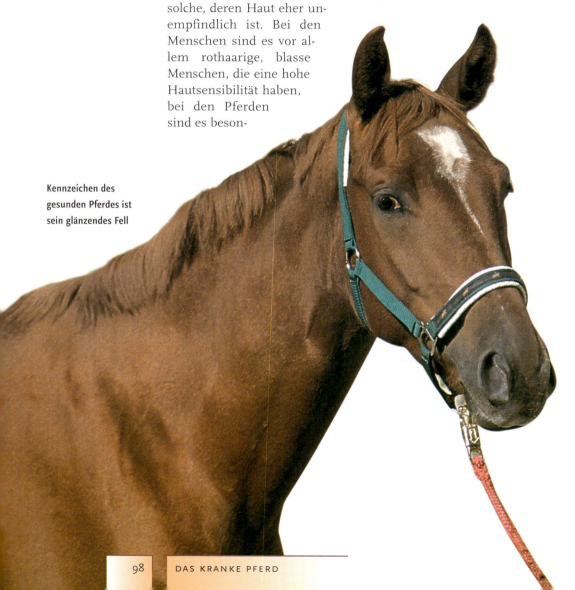

Kennzeichen des gesunden Pferdes ist sein glänzendes Fell

ders die Füchse. Hautveränderungen, die das ganze Fell betreffen, sind häufig auf innere Erkrankungen zurückzuführen. Das Fell an sich ist ein Indikator für das Wohlergehen des Pferdes. Pferde, die irgendeine Erkrankung haben, verlieren schnell den Glanz im Fell. Aber es gibt auch Erkrankungen, die speziell die Haut betreffen. In erster Linie sind diese ernährungsbedingt. Für die Haut ist vor allem das Vitamin A verantwortlich, aber es gibt auch Spurenelemente, die den Hautaufbau und insbesondere den Hautstoffwechsel beeinflussen. Veränderungen an der ganzen Haut können auf Mangelerscheinungen oder auf Vergiftungen beruhen. Auch Veränderungen an den inneren Organen können die Haut beeinflussen.

Wenn die Herkunft einer Hautveränderung unbekannt ist, wird der Tierarzt zunächst eine Blutprobe nehmen und diese untersuchen lassen. Warzen, die plötzlich an verschiedenen Stellen des Körpers auftreten, können auf mechanische Überlastung zurückzuführen sein, sie können aber auch durch ein Virus bedingt sein – dann werden sie Equines Sarkoid genannt. Diese Tumore sind übertragbar, und wenn sie entfernt werden, besteht die Gefahr, daß sie wiederkommen. Der Tierarzt bezeichnet dies als hohe Rezidivgefahr. Die einzige Gefährdung für das Pferd besteht darin, daß die Tumore, wenn sie aufgescheuert werden, eine bakterielle Infektion bekommen können. Metastasen wie bei anderen Tumoren gibt es hier jedoch nicht.

Eine andere Form der Warzen oder Knotenbildung sind die Melanome. Sie werden auch Schimmelknoten genannt und treten insbesondere in der Schweif- und in der Penisregion auf. Sie verursachen dem Pferd jedoch keine Schmerzen und sollten nur entfernt werden, wenn sie sich störend auswirken.

Eine weitere Form der Hautveränderungen ist die allergische Reaktion. Sie kann am ganzen Körper auftreten oder als Kontaktallergie nur in den Bereichen, wo das Allergikum eingewirkt hat. Meist sind es die chemischen Inhaltsstoffe irgendwelcher Waschmittel, auf die das Pferd reagiert. In diesem Fall entstehen die allergischen Reaktionen in der Gurtlage oder dort, wo die frisch gewaschene Decke liegt. Die Haut ist an diesen Stellen übersät von kleinen Pickeln. Allergische Reaktionen auf bestimmte Futtermittel zeigen sich am Maul durch Austrocknen und Abblättern der Haut.

Hautveränderungen durch Parasiten

Im vorderen Teil dieses Buches wurde die Gefahr einer Kolik und anderer Erkrankungen durch massiven Wurmbefall schon beschrieben. Starker Befall mit Magen-Darmwürmern kann aber auch zu extremen Hautveränderungen führen. Wie zuvor beschrieben, wandern die meisten Endoparasiten durch den Darm und durch den Anus ins Freie. Beim Austritt entsteht ein Juckreiz für die Pferde. Daraufhin scheuern sie sich die Schweifrübe, das erste Zeichen dafür, daß ein Pferd mit Würmern befallen ist. Zunächst stehen nur die Haare hoch. Der Juckreiz ist jedoch so stark, daß die Pferde in Folge sämtliche Schweifhaare an der Schweifrübe bis auf das Blut wegreiben. Die wundgeriebene Schweifrübe bietet dann Bakterien die Chance, Sekundärinfektionen zu verursachen. In ganz extremen Fällen reiben sich die Pferde auch das Fell der Kruppe ab. Als Therapie beseitigen wir zunächst die Ursache und beheben mit einer Wurmkur den Endoparasitenbefall. Aber auch die wunden Stellen am Pferd müssen versorgt werden. Hier empfiehlt sich eine Heilsalbe mit Kortisonanteil, der dem Pferd den Juckreiz nimmt.

Neben den erwähnten Endoparasiten gibt es auch Ektoparasiten, die das Haarkleid des Pferdes beschädigen. In erster Linie ist hier die besonders bei Kleinpferden vorkommende Sommerräude zu nennen, die sehr schwer zu heilen ist.

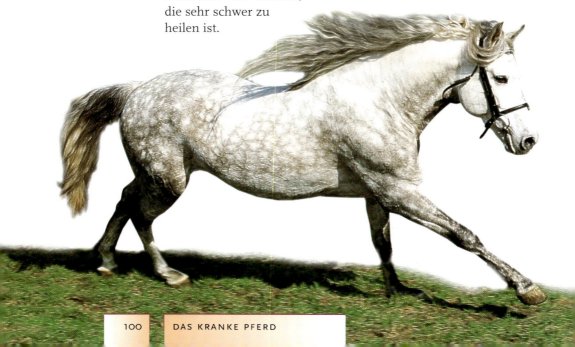

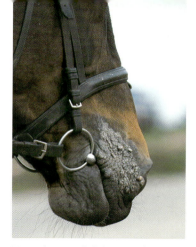 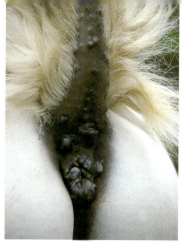

Warzen können wie beim Menschen aus dem Nichts auftreten und wieder abheilen

Ein Melanom, im Volksmund als Schimmelknoten bekannt

Neben Ozon, Eigenblut, Kortison und vielen anderen Mitteln ist aber bis heute das Mittel zur hundertprozentigen Räudebekämpfung noch nicht gefunden worden. Nur ein besonderes Haltungsmanagement, das die Pferde in der Dämmerung im Stall hält und sie vor allem nachts auf die Weide läßt, scheint den dafür empfindlichen Pferden Erleichterung zu verschaffen. Es gibt aber auch andere Ektoparasiten, die das Pferd befallen können. Hier sind es besonders Milben und Haarlinge, die mit Vorliebe die Region unter der Mähne bevölkern. Gerade bei Weidepferden mit sehr langer Mähne leben sie in diesem dunklen, nährstoffreichen Bereich. Die beste Methode zur Bekämpfung besteht darin, die Mähne komplett abzunehmen und täglich mit einem milden und desinfizierenden Shampoo zu waschen. Der Tierarzt erkennt diesen Befall zum einen an den Hautveränderungen, zum anderen dadurch, daß er etwas Haut bis auf das Blut abschabt und unter dem Mikroskop betrachtet.

Eine weitere Form ist der Befall von kleinen Wunden durch Parasiten, die dort ihre Eier ablegen. Die Wunden eitern dadurch sehr stark und heilen nur sehr schlecht. Diesem kann man nur durch die sorgfältige Wundbehandlung auch bei kleineren Verletzungen vorbeugen. Zumindest sollte ein Desinfektionsspray auf die Wunden gebracht werden. Am besten eignet sich hier das sogenannte Aluspray, weil es die Wunde gleichzeitig abdeckt und vor einer bakteriellen Infektion durch die Belagerung von Fliegen schützt.

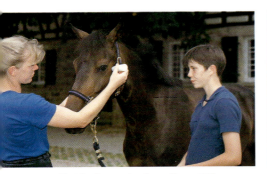 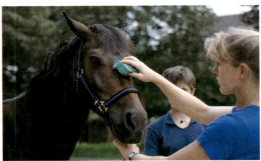

Es gibt Mittel gegen Insekten, die per Stift ...   oder mit dem Schwamm ...

▶ Allergische Reaktionen

Nesselfieber, medizinisch Urtikaria, ist auch als Quaddelausschlag bekannt und stellt eine bestimmte Form einer allergischen Reaktion dar. Der ganze Körper des Pferdes ist mit Quaddeln übersät, die Durchmesser bis zu einigen Zentimetern haben können. Das Maul schwillt an, und das Pferd ist vom Juckreiz so gepeinigt, daß es kolikähnliche Symptome wie ständige Unruhe und Wälzen zeigt. Das Nesselfieber kann aber auch mit einer Kolik einhergehen, die dann ebenfalls behandelt werden muß. Verursacher des Nesselfiebers ist ein bestimmter Stoff wie z. B. das Gift eines Insektenstiches, auf den der Körper übermäßig reagiert.

Nesselfieber ist geradezu harmlos gegenüber dem anaphylaktischen Schock, der extremsten Form der allergischen Reaktion. Dieser Zustand, dem der Körper schutzlos ausgeliefert ist (ana = ohne, phylax = Schutz), führt leicht zum Tod des Pferdes. Ausgelöst wird er z.B. durch Antibiotika. Durch die allergische Reaktion wird Histamin freigesetzt. Dieser Stoff befindet sich im Blut und sorgt dafür, daß die Gefäße erweitert werden, bedingt dadurch tritt Gewebsflüssigkeit aus. Diese Flüssigkeit ist dann als Quaddelausschlag am ganzen Körper zu sehen. Meist geht dieser Ausschlag aber innerhalb weniger Stunden von allein zurück. Wenn das Maul und der ganze Kopf sehr angeschwollen sind, sollte der Tierarzt gerufen werden, der dem Pferd Kortison verabreicht und im Notfall einen Tropf anlegt. Als Erste Hilfe ist das Pferd mit kaltem Wasser abzuduschen oder aber mit einer Lösung aus Essig und Wasser oder einer Spirituslösung abzuwaschen. Es gibt verschiedene Ausprägungsarten. Manchmal sind die Quaddeln so klein, daß nur die Haare etwas hochstehen, und manchmal sind sie in Streifen über das ganze Pferd ausgebreitet.

Die häufigste Form der allergischen Reaktion ist jedoch die Kontaktallergie. Hier tritt die allergische Reaktion immer in dem Bereich auf, wo die Noxe das Pferd berührt hat, ausgelöst beispielsweise durch Reinigungsmittel für Leder. Ein großer Bereich sind allergische Reaktionen auf Insektenstiche oder auf chemische Verbindungen im Rahmen der Stallreinigung. Auch Futtermittel können allergische Reaktionen hervorrufen. Bestimmte Gräser sind besonders häufig gerade bei Weidepferden ursächlich an der Entstehung einer Allergie beteiligt. Ganz gefährlich sind Fliegensprays und Fellpflegemittel, die vor ihrer Verabreichung verdünnt werden müssen. Wichtig ist es, die Ursache für den Ausschlag herauszufinden, damit das Pferd in Folge davor geschützt werden kann. Wenn die allergische Reaktion auf einen Hornissenstich zurückzuführen ist, muß auf jeden Fall der Tierarzt gerufen werden, da bei diesen Giften das Nesselfieber nur den Vorboten von Kreislaufstörungen darstellen kann.

oder mit der Sprühflasche aufgetragen werden – bei allen können die Pferde allergisch reagieren

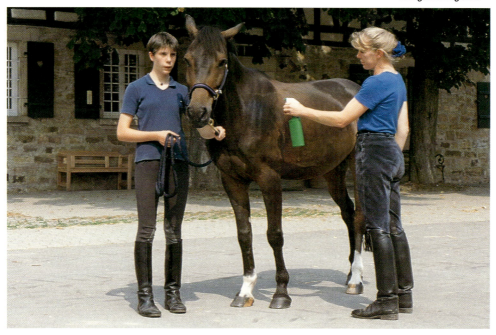

ALLERGISCHE REAKTIONEN | 103

▶ Druse

Druse ist eine bakterielle Infektion der oberen Atemwege, die sich in ihrer Ausprägung und Ausweitung so verändern kann, daß ihre primäre Zuordnung kaum noch möglich ist. Die Infektion erfolgt durch einen Streptokokkenstamm. Zusätzlich wird heute eine Beteiligung des equinen Herpesvirus diskutiert. Durch regelmäßige Impfungen ist die Druse jedoch sehr selten geworden. Als Krankheitsform ist sie mit Mumps oder Röteln zu vergleichen, denn sie stellt eigentlich eine Kinderkrankheit dar. Nach dem einmaligen Kontakt mit den Streptokokken sind die Pferde weitgehend immun, ohne jemals an Druse erkrankt gewesen zu sein.

Im klinischen Bild stellt sich die Druse wie folgt dar: Zunächst ist bei dem erkrankten Pferd eine gewisse Mattigkeit und etwas Nasenausfluß sichtbar, und die Körpertemperatur steigt an. Sind die Kehlgangslymphknoten befallen, schwellen sie auf Männerfaustgröße an. In ihnen bildet sich ein Abszeß, der irgendwann aufbricht. Hier setzt die Therapie an. Zunächst braucht das Pferd absolute Ruhe. Der Abszeß wird durch das Auftragen einer sogenannten Zugsalbe zum Reifen gebracht und wird, falls er nicht von allein aufbricht, chirurgisch geöffnet. Sobald der Abszeß gespalten ist, geht es dem Pferd wieder besser. Es benötigt dann noch einige Tage Ruhe und kann dann langsam wieder antrainiert werden.

Druse ist sehr ansteckend, und deshalb muß jeder Kontakt zu anderen Pferden vermieden werden. Ein Pferd, das nach der Erkrankung mit Druse zu früh wieder antrainiert wurde, kann eine sogenannte generalisierte oder kalte Druse bekommen. Hierbei besteht die Gefahr, daß die Erreger der Druse über den ganzen Körper des

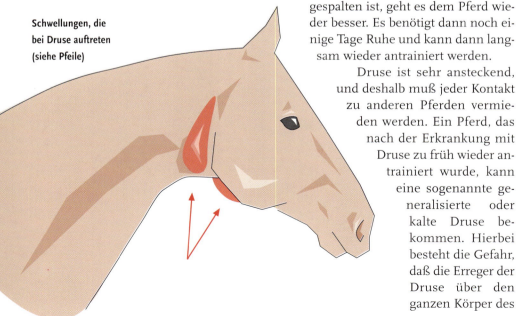

Schwellungen, die bei Druse auftreten (siehe Pfeile)

DAS KRANKE PFERD

Pferdes verteilt werden und es dann an den an der Oberfläche liegenden Lymphknoten zur Abszeßbildung kommt, die anschließend nach außen aufbrechen. Ebenso werden die inneren Lymphknoten befallen, was an einer deutlichen Abmagerung des Pferdes erkennbar ist. Herz und Kreislauf sowie auch der Verdauungsapparat werden so stark in Mitleidenschaft gezogen, daß das Pferd daran sterben kann.

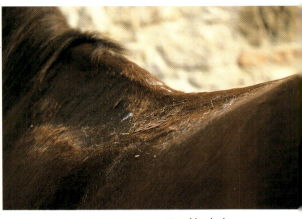

Satteldruck, der durch einen schlecht passenden Sattel entstanden ist

▶ **Satteldruck**

Satteldruck kann viele Ursachen haben und muß nicht unbedingt in erster Linie vom Sattel abhängen. Wichtig ist, daß der Reiter regelmäßig beurteilt, inwieweit der Sattel dem Pferd noch paßt. Nimmt man beispielsweise an, daß ein Pferd aus der Zucht oder von der Weide in den Reitsport wechseln soll, dann wird sich bei diesem auch im Zuge des Trainings die Oberlinie und damit die Sattellage verändern. Aber auch der Sattel unterliegt dynamischen Prozessen. So ist es sehr leicht möglich, daß die Polsterung nach einigen Jahren nachläßt und der Sattel aufliegt.

Die größte Gefahr besteht beim Sattelkauf. Ein Sattel darf nicht wie ein Hufkratzer einfach so im Reitgeschäft gekauft werden, sondern er muß dem Pferd angepaßt werden. Die renommierten Reitgeschäfte kommen zur Anprobe auch zu den Kunden. Übrigens fühlt sich ein Sattel, der im Geschäft sehr bequem war, auf dem Pferd oftmals anders an. Der Sattel wird ohne Satteldecke geprobt. Ein Sattel, der aufliegt und scheuert, verursacht dem Pferd große Schmerzen, die sich in sehr starker Widersetzlichkeit oder einem plötzlich auftretenden Sattelzwang äußern.

Satteldruck kann auch entstehen, wenn Pickel (meist verstopfte Talgdrüsen) in der Sattellage plötzlich aufscheuern oder wenn das Fell aufgrund schlechter Pflege scheuert. Die einzige Hilfe bei Satteldruck ist, so lange zu pausieren, bis die kranke Stelle komplett ausgeheilt ist und gleichzeitig natürlich auch die Ursache beseitigt ist.

SATTELDRUCK | 105

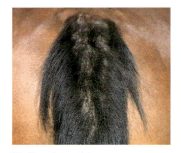

Häufig weisen solche Scheuerstellen auf Wurmbefall hin

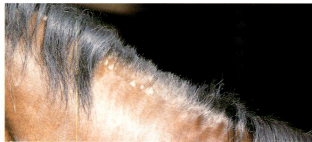

Der Juckreiz entsteht durch Pilze, Milben oder andere Parasiten

▶ **Scheuerstellen**

Normalerweise ist eine Scheuerstelle bei einem Pferd genauso ungefährlich wie bei einem Menschen. Dies setzt jedoch voraus, daß es sich dabei um ein einmaliges, kurzfristiges Scheuern handelt. Die Schürfwunde wird mit einer desinfizierenden Salbe bedeckt und, sollte sie am Bein vorkommen, mit einem Verband versehen, damit es nicht zu einem Einschuß kommt.

Anders sieht es bei Schürfwunden aus, die nicht ausheilen können. Bei ihnen entwickelt sich Hornhaut, die nicht mehr behaart ist und sich bei jeder Berührung wieder aufscheuert. Als Mensch muß man sich dies ebenso schmerzhaft vorstellen, als ob man selbst eine ständig gereizte Blase am Fuß hat, mit der man laufen muß. Für Scheuerstellen, die durch Geschirr, Sattelzeug oder ähnliches hervorgerufen werden, gilt das gleiche wie beim Satteldruck: Ruhe ist hier die beste Medizin. Dann sollte die Belastung des Pferdes sofort unterbleiben und das Sattelzeug korrigiert werden. Scheuerstellen, die zum Beispiel bei geschorenen Pferden durch die Winterdecken entstehen, sind einfach nur Schönheitsfehler und verschwinden mit dem nächsten Fellwechsel.

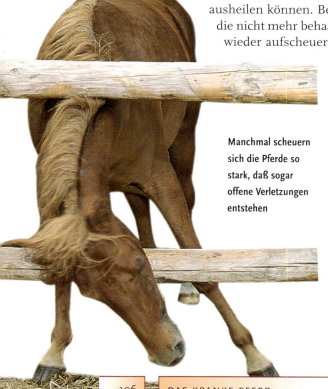

Manchmal scheuern sich die Pferde so stark, daß sogar offene Verletzungen entstehen

> **Korrekte Lage eines Sattel**

- Tiefster Punkt des Sattels entspricht dem Schwerpunkt des Pferdes
- Der Sattel sollte nicht zu weit vorne, nicht zu weit hinten zum Liegen kommen
- Im Bereich der Sattelkammer liegt der Sattel auch unter dem Reiter nicht auf. Es muß mindestens eine Hand dazwischen passen.
- Der Sattel ist nicht zu schwer und nicht zu groß für das Pferd
- Der Sattel entspricht der Verwendung des Pferdes (kein Dressursattel für einen Distanzritt)
- Ein neuer Sattel wird immer ohne Satteldecke probiert
- Nach dem Einreiten des Sattels muß er nachgepolstert werden
- Einen Sattel immer von einer unabhängigen Fachkraft (Reitlehrer) anprobieren lassen

Scheuernde Sättel führen zu Satteldruck, zu Scheuerstellen, zu Sattelzwang und zu Spannungen und damit zu Lahmheiten aus dem Rücken!

▶ Piephacken

Neben den Scheuerstellen gibt es auch Hautveränderungen, die durch permanente Stoßeinwirkung entstehen können. Wenn ein Pferd ständig mit den Hinterbeinen gegen die Boxenwände hämmert oder ohne Transportgamaschen auf dem Pferdeanhänger ständig gegen die Heckklappe bollert, dann führt dies zu einer Flüssigkeitsansammlung an den Sprunggelenkshöckern. Die sogenannten Piephacken können tennisballgroß werden und, wenn sie sich verfestigen, zu Lahmheiten führen. Ein Punktieren der Piephacke hat nur kurzfristigen, kosmetischen Effekt, da sie meist immer wieder kommen. Der beste Schutz gegen Piephacken besteht darin, auch die kleinste Verletzung am Sprunggelenk sofort zu versorgen. Besteht die Entzündung längere Zeit, stellt sich möglicherweise eine bindegewebige Verdickung ein. Auch eine knöcherne Zubildung kann folgen, wenn gleichzeitig eine Knochenhautreizung vorliegt. Entsteht lediglich nur eine leichte Piephacke, kann deren weitere Entwicklung durch die Behandlung mit durchblutungsfördernden oder heparinhaltigen Salben gestoppt werden.

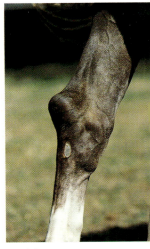

Deutlich ausgeprägte Piephacke

▶ **TIP**

Kräuterheilkunde

Zur äußerlichen Behandlung von Pilzerkrankungen kann Obstessig helfen, wenn die befallenen Stellen mindestens viermal täglich damit abgerieben werden. Ein altes Hausmittel besteht aus Zitronensaft, gequetschten Knoblauchzehen und Obstessig. Damit werden die befallenen Stellen zwei- bis dreimal am Tag großflächig eingepinselt.

Gerade bei Pferden mit langem Behang muß auf Sauberkeit geachtet werden

▶ **Pilzerkrankungen**

Hauterkrankungen, deren Ursache ein Hautpilz ist, gewinnen besonders in dicht gedrängten Pferdebeständen immer mehr an Bedeutung. Diese meist ungefährliche Hautveränderung breitet sich aufgrund ihrer relativ hohen Ansteckungsgefahr sehr schnell aus. Übertragen wird sie meist durch das Sattelzeug, Putzzeug oder durch Decken.

Zunächst stehen die Haare nur etwas zu Berge. Im fortgeschrittenen Stadium bilden sich kleine Pusteln aus, die ein Sekret in das Fell entlassen. Das schorfige Sekret und die Schuppenbildung sind die ersten wirklich auffallenden Anzeichen. Die Haare werden porös oder fallen aus. Mit zunehmender Erkrankung lassen sich ganze Haarbüschel entfernen, unter denen eine blutige feuchte Stelle zum Vorschein kommt. Für die Pferde ist das

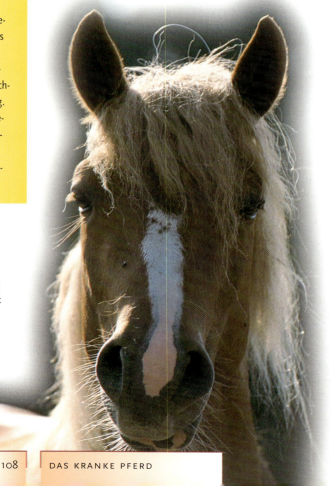

Abziehen der Haut völlig schmerzlos, da die Haut sich schon von allein gelöst hat. Hautpilze entstehen vornehmlich durch Feuchtigkeit und Wärme. Begünstigend ist auch eine Senkung der Widerstandsfähigkeit durch eine andere Erkrankung. Zuviel Pflege schadet den Pferden, besonders wenn die Pflege im häufigen Waschen besteht. Damit ist nicht das Abspritzen im Sommer nach dem Reiten gemeint, sondern die permanente Anwendung von Shampoos. Diese Seifen machen die Haut porös und entfernen ihre Schutzschicht, somit können Pilze leichter eindringen.

Zur Behandlung muß die betroffene Hautstelle zunächst gereinigt werden. Das geschieht entweder mit einer Schermaschine, die die umliegenden Fellpartien kürzt, oder mit einem trockenen, sauberen Handtuch, mit dem zunächst die losen Fellteile abgerubbelt werden. Anschließend wird ein beim Tierarzt erhältliches Antipilzmedikament aufgetragen. Die Heilung ist an dem Wiederwachsen des Felles zu erkennen.

▶ **Mauke**

Mauke ist genau wie die Pilzerkrankungen eine sehr ansteckende Erkrankung, deren Ursache Bakterien sind. Mauke entwickelt sich in feuchten, ungepflegten Ställen oder

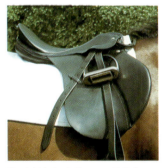

Vorsicht beim Leihen von Sattelzeug

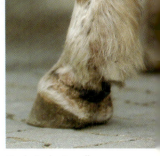

Mauke in der Fesselbeuge

wenn Pferde kleine Verletzungen in der Fesselbeuge haben. Begünstigt durch die Feuchtigkeit, breitet sich die Mauke sehr schnell meist am Hinterbein aus. Sie stellt sich als schorfiges, teilweise etwas nässendes Ekzem dar.

Ihre Behandlung erfolgt durch das tägliche Ablösen des Schorfes und das Abwaschen des Beines mit einem Hundeshampoo gegen Seborrhoe. Anschließend wird das Bein sorgfältig abgetrocknet und mit einer desinfizierenden und austrocknenden Salbe behandelt. Bei leichter Mauke empfiehlt sich Zink-Lebertransalbe. Sollte es durch die Verletzungen an der Haut zum Einschuß kommen, muß der Tierarzt gerufen werden. Mauke kann das ganze Bein befallen und zu längerfristigen Lahmheiten führen. Besonders wichtig ist bei Mauke die trockene Einstreu.

> **Klassifikation von Blutungen:**
>
> ▶ **LEICHTE BLUTUNG:** endet nach wenigen Minuten, nur venöses Blut, kein Fließen von Blut
>
> ▶ **MITTLERE BLUTUNG:** wird durch Verband oder Wundauflage gestoppt, nur venöses Blut, Blut fließt
>
> ▶ **STARKE BLUTUNG:** kommt nur durch Druckverband vorübergehend zum Stillstand, Wunde muß genäht werden, Arterien sind verletzt, hellrotes Blut
>
> ▶ **SEHR STARKE BLUTUNG:** kommt selbst durch Druckverband nicht zum Stillstand, Hauptschlagader oder größere Arterie verletzt, hellrotes Blut spritzt aus der Wunde, Gefahr des Verblutens.

▶ **Erste Hilfe bei Verletzungen**

Die meisten Verletzungen entstehen durch dumme Zufälle und hätten vermieden werden können. Sie entstehen seltener im Sport als in der Box oder Weide. Wichtig ist hier zum einen das Erkennen der Verletzung und zum anderen das Wissen, wozu sich eine kleine Verletzung entwickeln kann. Frühzeitig erkennen läßt sich eine Verletzung nur, wenn das Pferd mindestens einmal täglich hierauf untersucht wird.

Die tägliche Kontrolle des Pferdes ist deshalb so wichtig, da eine offene Verletzung um so besser tierärztlich versorgt werden kann, je eher sie entdeckt wird. Es kommt immer wieder vor, daß sich Pferde im Zaun verhängen oder daß sie auch auf der Weide plötzlich ein Hufgeschwür oder ein Nageltritt lahmen läßt.

Die Klassifikation von Blutungen wird im Schaukasten dargestellt. Neben Blut können jedoch noch andere Flüs-

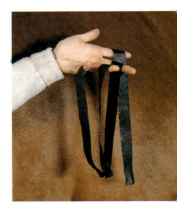

Die Bandage wird abgerollt und wie ein Tupfer zusammengelegt

Vier gleich lange Klebebänder werden so aufgerollt, daß sie beidseitig kleben

110 | DAS KRANKE PFERD

sigkeiten aus der Wunde austreten. Eine schaumige, bernsteinfarbene Flüssigkeit deutet immer darauf hin, daß ein Gelenk eröffnet wurde. Dies ist daher so gefährlich, da Infektionen, die durch Dreck in Gelenke gelangen, nur sehr langsam ausheilen. Eine andere Flüssigkeit ist die Tränenflüssigkeit, die plötzlich nicht mehr in den Nüstern erscheint, sondern außerhalb der Nasengänge entlangläuft. Die banalste Erklärung ist ein durch Dreck verschmutzter Ausführungsgang. Die Nüster muß dann mit einem feuchten Lappen saubergewischt werden. Das Auge kann mit einem fusselfreien Tupfer und lauwarmem Kamillentee gereinigt werden.

Dramatisch ist es, wenn im Zuge einer Bauchverletzung Darmschlingen aus dem Körper austreten. Diese Darmschlingen sollten am besten mit physiologischer Kochsalzlösung feucht gehalten und mit einem Stofftuch aufgefangen werden. Ist ein Pferd zusammengebrochen und atmet nicht mehr, so kann durch energisches Drehen am Ohr der Atemreflex wieder ausgelöst werden. Wenn es dann immer noch nicht atmet, kann man es bis zum Eintreffen des Tierarztes so beatmen, daß man mit seinen Schienbeinen auf die Atmungsrippen springt und sofort wieder heruntergeht. Dadurch wird der Brustkorb zusammengequetscht und, wenn er sich mechanisch weitet, ein Vakuum im Inneren erzeugt, wodurch die Atemluft eingesogen wird.

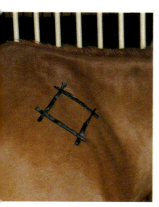

Die Klebebänder werden quadratisch um die Wunde gelegt

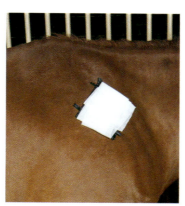

Die als Tupfer gelegte Bandage wird aufgelegt und an die Klebestreifen gedrückt

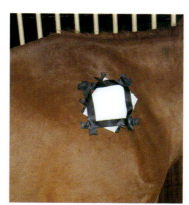

Das Pferd muß während des Verbindens den Hals nach unten dehnen, sonst löst sich der Verband später

ERSTE HILFE BEI VERLETZUNGEN

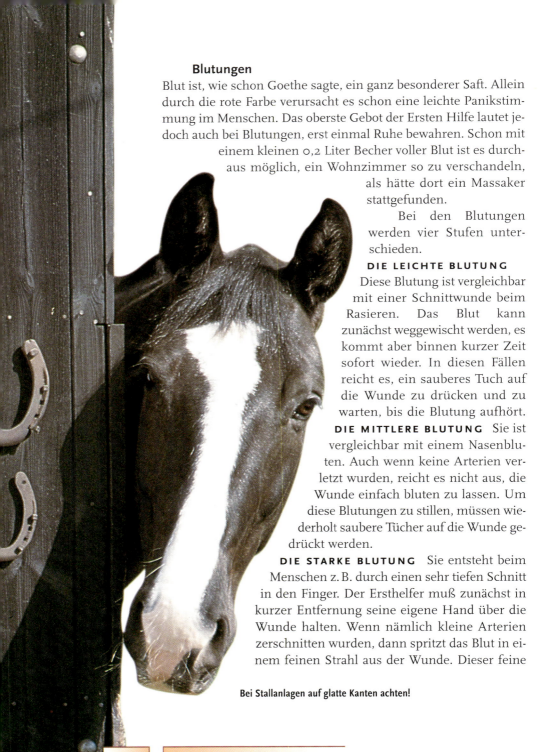

Blutungen

Blut ist, wie schon Goethe sagte, ein ganz besonderer Saft. Allein durch die rote Farbe verursacht es schon eine leichte Panikstimmung im Menschen. Das oberste Gebot der Ersten Hilfe lautet jedoch auch bei Blutungen, erst einmal Ruhe bewahren. Schon mit einem kleinen 0,2 Liter Becher voller Blut ist es durchaus möglich, ein Wohnzimmer so zu verschandeln, als hätte dort ein Massaker stattgefunden.

Bei den Blutungen werden vier Stufen unterschieden.

DIE LEICHTE BLUTUNG Diese Blutung ist vergleichbar mit einer Schnittwunde beim Rasieren. Das Blut kann zunächst weggewischt werden, es kommt aber binnen kurzer Zeit sofort wieder. In diesen Fällen reicht es, ein sauberes Tuch auf die Wunde zu drücken und zu warten, bis die Blutung aufhört.

DIE MITTLERE BLUTUNG Sie ist vergleichbar mit einem Nasenbluten. Auch wenn keine Arterien verletzt wurden, reicht es nicht aus, die Wunde einfach bluten zu lassen. Um diese Blutungen zu stillen, müssen wiederholt saubere Tücher auf die Wunde gedrückt werden.

DIE STARKE BLUTUNG Sie entsteht beim Menschen z. B. durch einen sehr tiefen Schnitt in den Finger. Der Ersthelfer muß zunächst in kurzer Entfernung seine eigene Hand über die Wunde halten. Wenn nämlich kleine Arterien zerschnitten wurden, dann spritzt das Blut in einem feinen Strahl aus der Wunde. Dieser feine

Bei Stallanlagen auf glatte Kanten achten!

DAS KRANKE PFERD

Strahl ist z. B. vor einem dunklen Hallenboden nicht zu erkennen. Diese Blutungen lassen sich mit einem Druckverband stillen.

SEHR STARKE BLUTUNG Sie entsteht entweder bei Kopfverletzungen oder bei Amputationen. Zu den Amputationen zählt auch schon der Abriß eines Fingers. Hier spritzt hellrotes Blut aus der Wunde heraus, und die Gefahr des Verblutens ist gegeben. Wenn möglich, sollte sofort ein Druckverband angelegt werden. Ist dies nicht möglich, so muß direkt durch ein Abbinden versucht werden, das Leben des Menschen oder des Pferdes zu retten.

Bei kleinen Blutungen ist es teilweise sinnvoll, die Wunde bluten zu lassen, da so Schmutzpartikel aus der Wunde herausgespült werden. Nie sollte eine Blutung mit Wasser ausgespült werden. Im Blut sind Stoffe enthalten, die sowohl die Blutgerinnung als auch das Verschorfen einer Wunde bedingen. Die Verschorfung beginnt sofort nach Auftritt der Verletzung, auch wenn sie dann noch nicht zu sehen ist. Werden die Blutinhaltsstoffe mit Wasser in Verbindung gebracht, wird der Prozeß des natürlichen Wundverschlusses behindert. Gelangt Wasser in die Wunde, quellen ebenso die Wundränder auf. Soll die Wunde anschließend genäht werden, muß der Tierarzt erst die Wundränder frei schneiden und damit automatisch die Wunde vergrößern. Eine vergrößerte Wunde bringt aber immer die Gefahr, daß die Naht nicht hält oder daß sehr viel Narbengewebe, ja teilweise sogar wildes Fleisch, entsteht. Bei einer sehr starken Blutung muß diese zur Lebenserhaltung sofort gestillt werden. Findet man eine solche Verletzung vor, so muß direkt mit der Hand in die Wunde gegriffen werden, um die verletzte Arterie zu finden, damit diese mit Daumen und Zeigefinger zugehalten werden kann. In diesem Fall muß ein Druckverband angelegt werden. Ein Druckverband besteht aus einer sauberen Wundauflage, auf die beispielsweise eine aufgerollte Bandage gelegt und mit einer anderen Bandage so fest auf die Wunde gebunden wird, daß die Blutung gestillt wird. Bei Brustverletzungen des Pferdes, beispielsweise durch eine Stange eines defekten Weidezauns, müssen zur Rettung des Pferdes möglichst Handtücher in die Wunde gestopft und dort mit der Hand fixiert werden, bis der Tierarzt kommt.

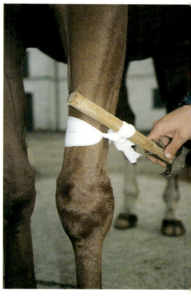

Nur im äußersten Notfall kann eine Blutung auf diese Art abgebunden werden

BLUTUNGEN

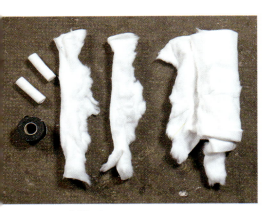

Material für den Sprunggelenksverband

Verbände

In fast jedem Buch gibt es ein Kapitel zur Verbandslehre, in dem sorgfältig gezeigt wird, wie ein Verband angelegt wird. Für denjenigen, der im Stall bei seinem eigenen Pferd einen Verband anlegen möchte, sind jedoch nur zwei Dinge wichtig: Erstens darf das Pferd durch den Verband keinen Schaden erleiden, und zweitens muß er halten. Ein Verband kann stützen, er kann eine Wunde bedecken, er kann eine Wärmetherapie begleiten, und er kann dafür sorgen, daß ein Medikament nicht abgeleckt wird.

Das wichtigste bei jedem Verband ist die Unterlage. Sie kann Verbandswatte, eine Bandagierunterlage, Zellstoff, Scheuerlappen, oder ein doppeltes Frotteehandtuch sein. Es darf nur nicht schnüren und muß natürlich polstern. Am besten eignet sich Verbandswatte, denn sie ist flexibel, und es besteht bei ihr nicht die Gefahr der Faltenbildung. Merke: Auch Falten können drücken und scheuern!

Zu beachten gilt: Die Fesselbeuge, egal ob am Vorderbein oder am Hinterbein, muß, bevor der Verband an der Röhre angelegt wird, immer komplett mit Watte ausgefüllt sein. Bei einem Verband am Sprunggelenk müssen kleine Rollen aus Watte in die Furchen neben dem Sprunggelenkshöcker gelegt werden. Niemals dürfen der Sprunggelenkshöcker oder das Erbsbein einbandagiert werden.

Am besten eignen sich elastische Bandagen mit einer Länge von bis vier Metern und einer Breite von zehn Zentimetern. Mullbinden aus dem Verbandskasten sind eher unpraktisch, da sie nur bedingt elastisch sind und sich, wenn sie rutschen, gerne festziehen und dadurch schnüren. Als letzten Schutz vor dem Verrutschen wird der Ver-

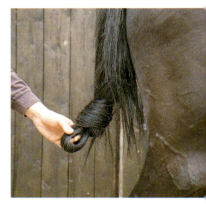

Durch so einen leichten Knoten gerät der Schweif nicht in den Verband

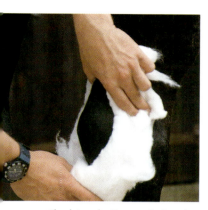

Abpolstern der Sprunggelenksgruben

band mit Klebeband fixiert. Hierfür eignet sich das sogenannte Klauenband hervorragend: Es klebt gut, ist wasserabweisend und gibt bei einer gewissen Zugstärke nach. Bevor das Klebeband eingesetzt wird, werden die beiden Enden eines Verbandes miteinander verknotet. Der Anfang bleibt zu diesem Zweck immer etwas überstehend. Bei der Lage des Knotens ist unbedingt darauf zu achten, daß er in einer weicheren Region liegt, da er sonst, wenn er beispielsweise direkt auf dem Knochen liegt, drückt. Wenn Klebeband verwendet wird, muß darauf geachtet werden, daß es niemals auf längeren Strecken doppelt oder mehrfach liegt, denn dann könnte es abschnüren.

Viele Pferde beginnen, sobald sie in der Box sind, ihren Verband abzufressen. Dieses Verhalten ist nicht immer auf den Schmerz durch die Verletzung und den Druck des Verbandes zurückzuführen. Häufig sind die Pferde nur einfach neugierig und beknabbern den Verband deshalb. Ein Schutz davor ist das Einschmieren des Verbandes mit Hufteer.

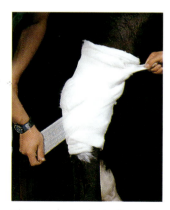

Die Lagen der Bandage sollen in Achten um das Gelenk laufen, nie jedoch über den Sprunggelenkshöcker

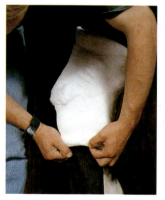

Zum Abschluß wird die Watte an den Rändern in die Bandage eingewickelt

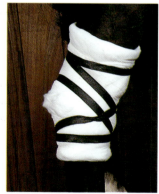

Zum besseren Halt am Pferdebein wird der Verband mit Klauenband umwickelt

VERBÄNDE

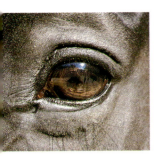
Ein gesundes Pferdeauge

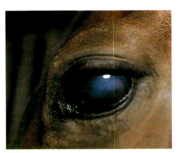
Deutliche Trübung des Auges

▶ Augenerkrankungen

Das Auge des Pferdes ist ein höchst sensibles Organ. Hier ist die Angst, es könnte etwas Falsches an Medikamenten gegeben werden, doch recht groß. Diese Angst hat ihre Berechtigung. Wenn an einem Pferdebein eine falsche, vielleicht zu scharfe Salbe angewendet wird, dann blättert die Haut ab, und das Pferd muß daraufhin behandelt werden. Wenn jedoch bei einem Auge die »Haut« abblättert, dann kann dies den Verlust des Augenlichtes bedeuten. Nicht nur Medikamente gefährden das Auge, auch Waschlösungen, die für den Menschen hervorragend geeignet sind, können zu starken Verletzungen führen.

Es gibt mehrere Bereiche, die beim Auge erkrankt sein können. 1. Das Augenlid: Hier sind es immer Verletzungen, d. h. Risse oder Hautabschürfungen. Einrisse des Augenlides heilen zwar von allein ab. Gerade bei ihnen ist es aber sehr sinnvoll, den auch kosmetisch schöneren Weg über die Operation, sprich die Wundnaht zu wählen, da sich sonst Narbengewebe bildet, welches auf der Hornhaut scheuert und diese dadurch reizt. Daß auf Schürf-

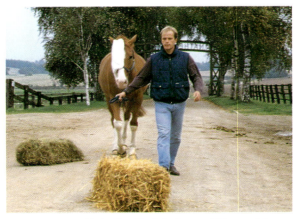
Augentest: Man verbindet dem Pferd ein Auge und führt es zügig durch einen Parcours mit Strohballen

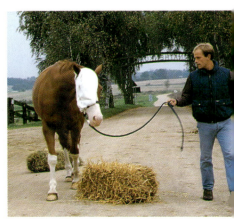
Das Pferd weicht dem Ballen aus, es kann also auf dem unverbundenen Auge sehen

wunden am Augenlid keine Desinfektionsmittel aufgetragen werden dürfen, liegt daran, daß eine Reizung des Auges viel zu gefährlich ist.

2. Schleimhautveränderungen: Der Tierarzt betrachtet bei der Allgemeinuntersuchung des Pferdes die Schleimhaut um die Augen herum. Sie gibt Auskunft über die Stabilität des Kreislaufes und kann Indizien für bestimmte Erkrankungen liefern. Sie kann jedoch auch selbst entzündet sein. Meist geschieht dies durch Zugluft, feinen Staub oder häufig auch durch einen Strohhalm, der ins Auge pikste. Das Auge ist dann geschwollen und verklebt. Wichtig ist dabei, das Pferd in eine möglichst dunkle und natürlich zugfreie Box zu stellen, damit das Auge nicht weiter gereizt wird. Mit einem Tupfer – nicht mit Watte! – und etwas lauwarmem Kamillentee kann das Sekret vorsichtig entfernt werden. Sollte am nächsten Tag keine deutliche Besserung eingetreten sein, muß der Tierarzt benachrichtigt werden.

Manchmal schwillt das Auge auch so stark an, wenn sich das Pferd gestoßen hat. In diesem Fall verschafft ein kühler, leicht feuchter, aber vor allem sauberer Lappen Erleichterung. Die Verletzungen der Hornhaut oder Entzündungen des inneren Auges sind immer Fälle für den Tierarzt. Falsche Salben (auch Augensalben) können zur Erblindung führen.

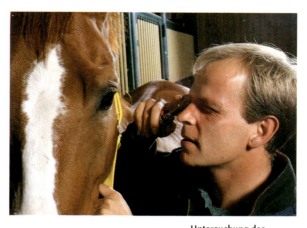

Untersuchung des äußeren und des inneren Auges mit einem Augenspiegel

▶ Verhaltensauffälligkeiten

Unter dem Begriff Verhaltensauffälligkeiten sind alle Verhaltensformen von Pferden zusammengefaßt, die vom »normalen« Verhalten der Pferde abweichen. Gemeint sind hier nicht die Formen, die auf eine Erkrankung hindeuten, wie z.B. das auffällige Verhalten bei einer Kolik. Die Pferde sind im Prinzip kerngesund und können ihre Leistung bringen. Manchmal können jedoch auch diese Stereotypien zu Erkrankungen führen. Sie sind des-

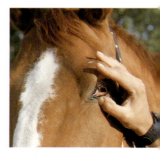

Betrachtung der Schleimhaut im Augenumfeld

AUGENERKRANKUNGEN

halb sehr gefürchtet, weil bei einigen die Gefahr des Übertragens auf Boxennachbarn besteht. Ein Pferd mit einer solcher Verhaltensauffälligkeit sinkt im Verkaufswert. Ein weiteres Problem besteht darin, daß einige Stallbesitzer Pferde mit solchen Verhaltensformen gar nicht aufnehmen.

KOPPEN Eine dieser Veränderungen ist auch im BGB erfaßt und gehört zu den sogenannten Gewährsmängeln. Hierbei handelt es sich um das Koppen, Krippensetzen oder Luftschlucken. Kopper sind Pferde, die in der Box oder auch auf der Weide Luft schlucken. Es gibt zwei verschiedene Formen. Zum einen Krippensetzer, das sind Pferde, die die Zähne auf irgendeinen festen Gegenstand drücken (Futterkrippe, Boxenwand, Koppelzaun) und dann Luft schlucken. Diese Form ist operativ zu heilen, indem dem Pferd die Muskelstränge entfernt werden, die es zum Koppen benötigt. Voraussetzung für den Erfolg der Operation ist jedoch, daß das Pferd nie Freikopper gewesen ist. Freikopper sind Pferde, die zum Koppen keinen festen Aufsatz benötigen, sondern einfach durch Nickbewegungen die Luft schlucken.

Präventiv einwirken läßt sich auf beide Formen. Allerdings nur, wenn man das Pferd schon bei seinen ersten Versuchen erwischt. Bei Krippensetzern gibt es diverse Mittel, mit denen alles eingeschmiert wird, auf dem das Pferd aufsetzen könnte. Diese Mittel sind für das Pferd so ekelhaft, daß es das Koppen unterläßt. Bei Freikoppern hilft ein Kopperriemen, um das Koppen zu verhindern. Allerdings behindert der Kopperriemen nur die Ausführung, nicht jedoch die Motivation. Neue Untersuchungen haben ergeben, daß Kopper, denen man das Koppen gestattet, bei weitem zufriedener sind. Vergleichbar ist dies vielleicht mit kleinen Kindern, die am Daumen lutschen. Ist der Daumen im Mund, sind sie zufrieden.

Daß Koppen ansteckend ist, wird zwar ständig diskutiert, kann aber nicht belegt werden. Meist sind es die allgemeinen Haltungsbedingungen wie zuwenig Auslauf, zu dunkle und zu isolierte Ställe, kein Sozialkontakt oder ähnliches, welche das Pferd zum Koppen verführen. Ganz besonders erleichtert wird der Einstieg ins Kopperdasein, wenn den Pferden in der Box ein fester Birkenstamm installiert wird, den sie abfressen dürfen. So lernen sie leicht die erforderliche Kopperhaltung. Wenn ein solcher Birkenstamm in die Box kommt, dann muß er frei pendeln. Auch

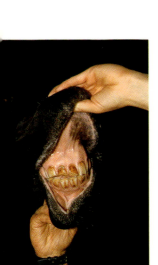

Deutliche Abnutzung der Schneidezähne durch Krippensetzen

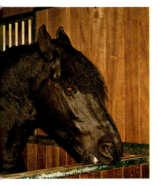

Typische Haltung beim Krippensetzen

die anderen Auswirkungen wie Leistungseinbußen und erhöhte Kolikgefahr können weder statistisch noch wissenschaftlich belegt
werden. Bezeichnend ist auch, daß schon
1899 bei der Festlegung der Gewährsmängel
lange diskutiert wurde, ob Koppen ein Ge-
währsmangel ist oder nicht.

WEBEN Eine weitere Form ist das Weben.
Hierbei stehen die Pferde starr auf einem Fleck
und schwenken den Kopf hin und her. Manchmal nehmen sie sogar noch die Vorderbeine
dazu und tanzen permanent vom einen aufs
andere Bein. Auf Dauer kann dies zur Überbeanspruchung der Beine führen. Die Ursache des Webens liegt vor allem im Bewe-
gungsmangel des Pferdes. Wenn Pferde ständig in der Box stehen und im Stall zudem wenig Betrieb ist, suchen sie nach einem Aus-
gleich. Hilfreich ist häufig das Umstellen des
Pferdes in eine Offenbox oder in eine Box, vor
der viel Betrieb ist. Am allerbesten ist jedoch
soviel Auslauf wie möglich. Beim Umstellen
in eine Box, vor der viel Betrieb herrscht, muß
sicher sein, daß das Pferd nur webt, wenn es
sich langweilt. Es gibt auch Pferde, die beginnen erst zu weben, wenn man sich
direkt vor ihre Box stellt.

Das Treten und Auskeilen gegen die Boxenwände verursacht neben der ständigen Lärmbelästigung
auch Piephacken und Überbeine. Geschieht
dies nur zur Futterzeit, dann empfiehlt es sich, die Futterzeiten
nicht auf die Minute einzuhalten, sondern in einem variablen Bereich von ca. einer halben Stunde zu füttern. Wichtig ist, daß neben den Futterkrippen eine Sichtblende zur Nachbarbox besteht,
die Futterneid verhindert und für Ruhe beim Fressen sorgt. Pferden, die permanent in der Box randalieren, kann dadurch geholfen werden, daß eine Ziege oder ein großes Kaninchen mit in die
Box gesetzt wird.

Gewährsmängel

Gemäß der Kaiserlichen Verordnung von 1899 und dem BGB §§ 482 ff. sind im Viehgewährschaftsrecht für Pferde folgende Hauptmängel festgelegt: Dummkoller, Dämpfigkeit, Koppen, Kehlkopfpfeifen, Rotz und periodische Augenentzündung.

Für diese Erkrankungen hat der Gesetzgeber sogenannte Gewährsfristen eingeräumt, in denen die Wandlung des Kaufes möglich ist. Die Gewährsfrist beginnt im Pferdekauf mit dem Ablauf des Tages, an welchem der Handel abgeschlossen wurde, und gilt 14 Tage. Hinzu kommen zwei Tage Anzeigefrist. Also muß allerspätestens 16 Tage nach dem Verkauf dem Verkäufer schriftlich oder vor Zeugen bekannt gemacht werden, daß der Kauf gewandelt werden soll. Damit aber nicht genug, denn der Käufer muß nun seinen Anspruch binnen sechs Wochen nach Ablauf der Gewährsfrist (also ohne die Anzeigefrist) geltend machen. Nimmt der Verkäufer das Pferd nicht zurück, muß beispielsweise in dieser Zeit Klage erhoben werden.

▶ Die Gewährsmängel

Im Gesetz gibt es für jede Tierart sogenannte Gewährsmängel, die mit bestimmten Gewährsfristen verbunden sind, innerhalb derer das gekaufte Tier bei Erstattung des vollen Kaufpreises zuzüglich der Aufwandsentschädigung vom Verkäufer zurückgenommen werden muß. Für die Pferde wurden diese Gewährsmängel in der Kaiserlichen Verordnung von 1899 festgelegt und haben bis heute ihre Gültigkeit, wenn auch vielleicht nicht immer unbedingt noch ihre Berechtigung. Es gibt heute bei weitem schwerwiegendere Erkrankungen, die das Pferd unbrauchbar machen, während es als Kopper oder Kehlkopfpfeifer immer noch Große Preise im Springen und Grand Prix Dressuren gewinnen kann.

Zu den Gewährsmängeln gehören folgende Krankheiten: Dämpfigkeit (siehe Hustenerkrankungen), Koppen (siehe Verhaltensauffälligkeiten), Rotz, Dummkoller, Kehlkopfpfeifen, periodische Augenentzündung. Rotz ist in unseren Breiten ausgestorben. Er war eine hochansteckende Erkrankung mit eitrigem Nasenausfluß, die wie Tollwut zu den anzeigepflichtigen Erkrankungen gehört.

Dummkoller kommt ebenfalls kaum noch vor. Vermehrt trat er bei Wagenpferden auf, die mit der Kummetanspannung sehr schwer ziehen mußten. Klinisch ist Dummkoller eine Gehirnwassersucht: Das Pferd steckt beim Trinken die Nüstern tief mit in das Wasser und steht teilweise mit den Vorderbeinen über Kreuz. Kehlkopfpfeifen ist eine Lähmung des Nervs, der die Kehlkopfmuskulatur versorgt. Genau wie ein Grashalm, auf dem man bläst, durch das Flattern seinen Ton verursacht, entsteht auch der »Ton« beim Pferd. Dieser Mangel, der nur selten zu Leistungseinbußen und Atembeschwerden (zumindest beim Reitpferd) führt, ist zum einen erblich, zum anderen sehr häufig bei sehr großen Pferden. Er kann auch die Folge von Erkrankungen wie Druse, Luftsackentzündung etc. sein. Heute ist Kehlkopfpfeifen operabel. Periodische Augenentzündung oder Mondblindheit ist die Bezeichnung für eine Entzündung des inneren Auges, ohne daß am äußeren Auge eine Verletzung sichtbar ist. Sie kann zur Erblindung des Pferdes führen. Mit modernster Medizin ist es seit kurzem möglich, auch Pferde mit periodischer Augenentzündung zu operieren.

Einige Gewährsmängel sind durch die sorgfältige, tierärztliche Untersuchung feststellbar

Serviceteil

KLEINES LEXIKON

Anaphylaktischer Schock	(griech. ana = ohne, phylax = Schutz) ein durch Überempfindlichkeit ausgelöster Schock
Ankaufsuntersuchung	Gesundheitscheck des Pferdes beim Ankauf
Anschoppung	übermäßige Füllung eines Darmabschnittes
Ataxie	Koordinationsschwierigkeiten im Bewegungsablauf
Ausschuhen	Ablösung der Hornkapsel vom Hufbein
Chip	kleine Knochenteile, die sich abgekapselt haben
COPD	engl. Chronic Obstructive Pulmonary Disease, chron. Lungenerkrankung
Dämpfigkeit	chron. Lungenerkrankung; Gewährsmangel
Dasselfliege	(Gasterophilus intestinales) Fliegenart, die ihre Eier an den Beinen der Pferde ablegt
Dummkoller	Gehirnwassersucht; Gewährsmangel
Durchfall	breiiger bis wäßriger Kot
Eckstrebenbruch	Durchtrennung des Hufhorns im Bereich der Eckstrebe
Einschuß	Entzündung des Unterhautgewebes im Bereich der Extremitäten mit teilweise hochgradiger Anschwellung und Fieber
Equines Sarkoid	virusbedingte Hautveränderungen, Warzen
Gewährsmängel	sechs im BGB festgelegte Krankheiten aus der Kaiserlichen Verordnung von 1899, bei deren Auftreten der Verkäufer auch heute noch zu haften hat, treten sie innerhalb von 14 Tagen nach dem Besitzwechsel auf
Haken	scharfkantige Ränder an den Backenzähnen
Harnverhaltung	das Unvermögen, Wasser zu lassen
Hoppegardener Husten	Bezeichnung für eine bestimmte Hustenart
Hufabszeß	Entzündung im Huf, die mit hochgradiger Lahmheit einhergeht
Hufbeinabsenkung	mögliche Folgeerkrankung der Hufrehe, bei der sich die Hufbeinspitze im Huf in Richtung Sohle absenkt
Hufrehe	Entzündung der Lamellenschicht, die das Hufbein mit der Hornkapsel verbindet
Hufrolle	umgangsspr. für die entzündungsbedingte Veränderung am Strahlbein
Kehlkopfpfeifen	Atemgeräusch beim Einatmen, hervorgerufen durch die Lähmung eines Stimmbands; Gewährsmangel
Kissing spines	Veränderungen an den Dornfortsätzen der Brustwirbelsäule
Knollenhuf	Veränderung des Hufhorns
Kolik	schmerzhafte Erkrankung des Magen-Darm-Traktes
Koppen	Verhaltensauffälligkeit, bei der die Pferde Luft schlucken; Gewährsmangel
Kreuzverschlag	Stoffwechselbedingte Entzündung der Muskulatur
Losgelassenheit	Punkt der Skala der Ausbildung, physische u. psychische Leistungsbereitschaft des Pferdes
Mauke	Hautveränderung, insbesondere in den Fesselbeugen

Nageltritt	Eindringen eines spitzen Gegenstandes in die durchbluteten Bereiche des Hufes
Nasenschlundsonde	Schlauch zum direkten Eingeben von Medikamenten etc. in den Magen
Nervenschnitt	Durchtrennung von Nerven am Vorderbein, wodurch das Pferd in Bereichen des Hufes keine Schmerzen mehr spürt; Doping
Nesselfieber	Pusteln am ganzen Körper, Überempfindlichkeitsreaktion
Niederbruch	Totalabriß der Beugesehne
Parasiten	Kleinstlebewesen, Fliegen, Würmer, Einzeller, die dem Wirt (Pferd) schaden können
PAT	Puls, Atmung, Temperatur
periodische Augenentzündung	wiederkehrende Entzündung des Augeninneren; Gewährsmangel
Pferde-Influenza	Hustenerkrankung des Pferdes
Phlegmone	Fachausdruck für Einschuß
Piephacken	gallertartige bis feste Vergrößerung der Sprunggelenkshöcker
Provokationsproben	extreme Belastung von Bändern, Sehnen und Gelenken im Rahmen einer Lahmheitsuntersuchung
Rotz	Bezeichnung für eine bestimmte eitrige Entzündung des Atmungsapparates; Gewährsmangel
Schale	chronische Knochenveränderungen im Bereich von Kron- und Fesselbein
Schlundverstopfung	Verstopfung der Speiseröhre mit der Gefahr, daß Futterteile in die Lunge gelangen
Septikämie	Infektion des gesamten Körpers mit Krankheitserregern, die über das Blut weiter verteilt werden
Spat	chron. Knochenveränderung im Bereich des Sprunggelenkes
Stereotypien	gleichförmige, immer wiederkehrende Verhaltensstörungen, z. B. Weben
Strahlfäule	Entzündung des Strahls, verursacht durch mangelnde Pflege
Tetanus	Erkrankung durch Keime im Pferdestall (Clostridien), die in offene Wunden eindringen; Impfschutz auch für Menschen wichtig
Überbein	Zubildung von Knochengewebe
Weben	Hin- und Herschaukeln vom einen auf das andere Vorderbein; Stereotypie
Wolfszahn	kleiner Zahn fast ohne Wurzel, der vor den Backenzähnen sitzt; normalerweise rudimentär
Zügellahmheit	durch fehlerhafte Einwirkung der Zügelhilfen verursachte Taktstörungen im Bewegungsablauf

KLEINES LEXIKON

NÜTZLICHE ADRESSEN

Bundestierärztekammer
Oxfordstr. 10
53111 Bonn
Tel. 0228-725460
Fax 0228-7254666

Deutsche Veterinärmedizinische Gesellschaft e.V.
Frankfurter Str. 89
35392 Gießen
Tel. 0641-24466
Fax 0641-25375

Tierärztliche Vereinigung für Tierschutz e.V.
Silke Pahlitzsch
Bramscher Allee 5
49565 Bramsche
Tel. 05468-925156
Fax 05468-925157

Deutsche Reiterliche Vereinigung
Freiherr-von Langen-Str. 13
D - 48231 Warendorf
Tel. 02581-6362-0
Fax 02581-62 144

Bundesfachverband für Reiten und Fahren
In Österreich
Geiselbergstr. 26-35/512
A - 1110 Wien
Tel. 0222-74 99 26 10
Fax 0222-74 99 26 191

Schweizerischer Verband für Pferdesport (SPV)
Peter Häberli
CH - 3000 Bern
Tel. 031-81 98 711

ZUM WEITERLESEN

BARTZ, JÜRGEN: Check-Plan Pferdegesundheit, Stuttgart 1998

BARTZ, JÜRGEN: Bis der Tierarzt kommt; Erste Hilfe für Pferde, Stuttgart 1996

BARTZ, JÜRGEN: Hilfe, mein Pferd hustet! Stuttgart 1996

BARTZ, JÜRGEN: Mein Pferd lahmt – was tun?, Stuttgart 1998

BENDER INGOLF: Praxishandbuch Pferdehaltung; Haltungsanlagen optimal geplant - Auslauf, Stall und Weidepraxis, Stuttgrat 1999

GERWECK, GERHART / SPÄTH, HERMANN: Der homöopathische Pferdedoktor; Grundlagen, Heilbehandlungen, Arzneibilder, Stuttgart 1993

GÖSMEIER, INA: Akupressur für Pferde, Stuttgart 1999

Gohl, Christiane: Was der Stallmeister noch wußte, Stuttgart 1998

GRAY, PETER: Die Lahmheiten des Pferdes; Ursachen, Symptome, Behandlung, Prophylaxe, Stuttgart 1997

GRAY, PETER: Atemwegserkrankungen des Pferdes; Ursachen, Symptome, Behandlung, Vorbeugung, Stuttgart 1998

HAWCROFT, TIM: Kosmos-Lexikon Pferdekrankheiten; Mit 200 prägnanten Farbfotos und praktischem Symptome-Schlüssel, Stuttgart 1998

KASPER, ARMIN: Hufkurs für Reiter; Hufkunde, Hufpflege, Hufschutz; Aktualisierte Neuausgabe, Stuttgart 1999

MAHLSTEDT, DIETER: Akupunkt-Massage nach Penzel am Pferd; Fitneß und Wohlbefinden durch chinesische Heilkunst, Stuttgart 1997

MEYERDIRKS-WÜTHRICH, UTE: Bach-Blütentherapie für Pferde; Körper und Seele, Harmonie und Wohlbefinden, mit Fallbeispielen, Stuttgart 1998

RAKOW, MICHAEL: Die homöopathische Stallapotheke; Wirkung und Anwendung; Therapie der häufigsten Krankheiten von A-Z, Stuttgart 1999

SCHULZE, SIGRID: Pferdehaltung rund ums Jahr; Der Arbeitskalender für Auslauf, Stall und Weide, Stuttgart 1997

SELF, HILARY PAGE: Die besten Heilkräuter für Pferde; Kräuter von A-Z; Krankheiten natürlich heilen; Gesundheit und Fitneß fördern, Stuttgart 1998

WITTEK, CORNELIA: Von Apfelessig bis Teebaumöl; Hausmittel und Naturheilkräfte für Pferde, Stuttgart 1999

ZEEB, KLAUS: Die Natur des Pferdes; Beobachtungen eines Verhaltensforschers, Stuttgart 1998

BILDNACHWEIS

Mit 172 Farbfotos von: Panja Czerski, Langwedel-Völkersen (S. 109 li.), Felix von Döring, Hamburg (S. 2 o., 3 re.o. und re.u., 5, 13 li. und re., 14, 16 li., m., re., 17, 19, 21, 22, 23 li., m., re., 24, 27 o., m., u., 30/31, 34 li. li.m., re.m., 36 li. und re., 37 li.o., 38 o. und u., 39 li., m., re., 42 li., m., re., o., u., 43 o., li., m., re., 45, 46 li., m., re., 47 o. und li., 49, 61, 70, 73 li. und re., 81 o., li., m., re., 84 li., re., u., 85 o. und u., 86 li., 89 li. und re., 94 o. und u., 95 li., m., re., 110 li. und re., 111 li., m., re., 114 o. und u., 115 o., li., m., re., 116 li.u. und re.u., 117 o. und u., 118 o. und u., äußere Umschlagklappe unten, innere Umschlagklappe), Hans D. Dossenbach, CH-Siblingen (S. 4/5), Monika Dossenbach, CH-Siblingen (S. 9), Irene Hohe, Lohndorf (S. 1), Hans Kuczka, Wetter (S. 6/7, 8, 82, 83, 100, 101 re., 105, 107, äußere Umschlagklappe oben), Lothar Lenz, Cochem (S. 28/29, 40, 64, 69 u., 77 re., 79), Krämer Pferdesport, Hockenheim (S. 29 o.), Julia Rau, Mainz-Hechtsheim (74, 78), Ralf Roppelt, Stuttgart (S. 20, 26, 31, 38 li., 46 o., 52), Marc Rühl, Bedburg (S.76), Christof Salata, Stuttgart (S. 18, 20/21, 51, 56/57, 58/59, 62, 63, 78 re., 86 re., 98, 102 li. und re., 103, 113, 116 o., li. und re., 120/121), Christian Schacht, Malente (S. 10, 37 u., 48, 53, 54 li. und re., 77 li.), Edgar Schöpal, Düsseldorf (S. 55), Christiane Slawik, Würzburg (S. 2/3, 34 re., 37 re.o., 69 o., 86 m., 91, 92, 93, 101 li., 106 li., re., u., 108, 109 re., 112, 119).

Die Grafiken im Innenteil erstellte Cornelia Koller, Schierhorn.

IMPRESSUM

Umschlaggestaltung von Friedhelm Steinen-Broo, eSTUDIO CALAMAR; Titelfotos von Klaus-Jürgen Guni/Horst Streitferdt, Böblingen (großes Motiv) und Hans E. Laux, Biberach/Riß (kleines Motiv). Foto auf dem Buchrücken von Bernd Schellhammer, Großstadelhofen.

Die Deutsche Bibliothek – CIP Einheitsaufnahme

Pferdekrankheiten : vorbeugen, erkennen und richtig handeln ;
[mit Tips aus der Naturheilkunde] / Christian Schacht. – Stuttgart :
Kosmos, 1999
   (Kosmos Reiterwissen)
   ISBN 3-440-07814-0

© 1999, Franckh-Kosmos Verlags-GmbH & Co., Stuttgart
Alle Rechte vorbehalten
ISBN 3-440-07814-0
Redaktion: Katja Metzler
Grundlayout: Friedhelm Steinen-Broo, eSTUDIO CALAMAR
Gestaltung: Gisela Dürr, München
Herstellung: Kirsten Raue
Satz: Atelier Krohmer, Dettingen/Erms
Printed in Germany / Imprimé en Allemagne
Druck und Buchbinder: Westermann Druck Zwickau GmbH, Zwickau

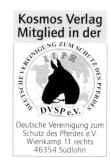

Kosmos Verlag Mitglied in der
Deutsche Vereinigung zum Schutz des Pferdes e.V.
Wienkamp 11 rechts
46354 Südlohn

REGISTER

Äthilogie 15
Aluspray 101
Ankaufsuntersuchung 12f.
Anschoppung 73
Anwelksilage 8
Ataxie 55
Atemfrequenz 19
Atemwege 86
Atmung 19
Aufzucht 49f.
Augenerkrankungen 116f.
Ausschuhen 45

Bakterien 16
Beipackzettel 25
Belastungsrehe 44
Beugeprobe 13
Bewegungsapparat 32
Biotin 47
Blinddarm 66
Blutungen 112f.
–, leichte 112
–, mittlere 112
–, sehr starke 113
–, starke 112
Brüche 63f.

Callus 51
Callusbildung 51
Chips 52f.
Colitis X 78
COPD 97

Dämpfigkeit 97, 120
Dekubitusstellen 68
Desinfektionsmittel 21
Doping 26
Dosierungsanweisung 22f.
Druckverband 113
Druse 104f.
Dummkoller 121
Durchfallerkrankungen
  77f.

Eckstrebenbruch 39
Einschuß 36f.
Ektoparasiten 101
Endoskopie 88
Equines Herpesvirus 104
Equines Sarkoid 99

Feiertagskrankheit (Kreuz-
  verschlag) 74
Fesselbeinbruch 65
Fiebermessen 16f.
Freikopper 118
Fütterung 8f.

Gekrösewurzel 66
Gelenk 50
Gelenkmaus (Chip) 52
Gewährsmängel 120f.
Giftpflanzen 8
Griffelbeinbruch 63f.

Hämatokrit 78
Hakenzähne 84f.
Hangbeinlahmheit 57
Harnwinde, Schwarze 76
Hautveränderungen 98
Hoppegartener Husten 28
Hornkluft 39
Hornspalt 39f.
Hufabszeß 42f.
Hufbeinabsenkung 45
Hufmesser 43
Hufpflege 46f.
Hufrehe 44f.
Hufrolle 53
Hufrollenentzündung 53f.
Hungergruben 68
Hustenerkrankungen 90f.
Hustenimpfung 28

Impfschutz 27f.
Intraartikulär 25
Intramuskulär 24
Intravenös 24

Kehlkopfpfeifen 121

Kissing Spines 58
Knollenhuf 45
Knorpel 50
Kolik 71
Kolik erkennen 72f.
Kolik, Behandlung der 71f.
Koppen 118f.
Kopperhaltung 118
Kopperriemen 118
Krankheitsanzeichen 11
Kreuzverschlag 74f.
Krippensetzen 118
Kronenrand, Verletzungen
  am 37f.

Lahmheiten (Ursachen)
  48f.
Lamellenschicht 45
Losgelassenheit, Kriterien
  der 56
Luftsack 88
Lumbago (Kreuzverschlag)
  74

Magendassel 79f.
Mauke 109
Maulkeil 21
Melanome 99
Mondblindheit 121

Nageltritt 35f.
Nasenausfluß 88
Nasenbluten 88f.
Nasenbremse 21
Nesselfieber 102
Notfalltropfen 20

Parasiten 16
Parasitenbefall 79
PAT-Werte 17f.
Pferdehaltung 6f.
Pferde-Influenza 96
Phlegmone 36
Piephacken 107
Pilzerkrankungen 108
Pipe opener 87

Pulsfrequenz 18f.

Quaddelausschlag 102f.

Resequinimpfung 29
RGT-Regel 17
Rotz 120f.
Rückenprobleme 55f.

Sägebockstellung 44
Satteldruck 105
Schale 51f.
Scheuerstellen 106
Schimmelknoten 99
Schlauchreinigung 81
Schlundverstopfung 70
Schürfwunde 34f.
Schwarze Harnwinde 74
Sehnenschäden 60
Siebbein 89
Smegma 81
Sommerräude 100
Spat 52
Speiseröhre 66
Stallapotheke 20f.
Stallmanagement 96
Stalltemperatur 9
Stereotypien 9, 117f.
Strahlfäule 40f.
Stutenreinigung 82f.
Stützbeinlahmheit 55, 57
Subkutan 23f.

Temperatur 17f.
Tetanus 28
Tollwutimpfung 29
Tupferprobe 83

Überbein 48
Überdrucksystem 92
Unterhauer 47

Verbände 114f.
Verdauungsapparat 66f.
Verhaltensauffälligkeiten 117f.

Verletzungem am Kronenrand 37f.
Verletzungen 15, 34f.
Verletzungen, Erste Hilfe bei 110f.
Verschorfung 113
Viren 15
Vorderfußwurzelgelenk 48

Warzen 99
Weben 119
Wendeschmerz 13

Wolfszahn 84
Wundsalben 21
Wurmkuren 29

Zahnprobleme 84f.
Zahnraspel 21
Zahnstein 85
Zange 47
Zubildungen am Knochen 50f.
Zügellahmheit 58f.

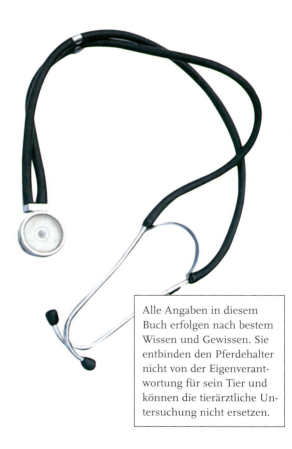

Alle Angaben in diesem Buch erfolgen nach bestem Wissen und Gewissen. Sie entbinden den Pferdehalter nicht von der Eigenverantwortung für sein Tier und können die tierärztliche Untersuchung nicht ersetzen.